JN016890

GIST
診療ガイドライン

2022年4月改訂　第4版

Japanese Clinical Practice Guidelines for Gastrointestinal Stromal Tumors (GIST), Fourth Edition

日本癌治療学会　編
Japan Society of Clinical Oncology

協力
稀少腫瘍研究会

金原出版株式会社

発刊にあたって

日本癌治療学会は，がんの予防，診断及び治療に関する研究の連絡，提携及び促進を図り，がんの医療の進歩普及に貢献し，もって学術文化の発展及び人類の福祉に寄与することを目的とし活動をしております。特に，尽力していますがん医療の均てん化のためには，エビデンスに基づくがん診療ガイドラインの作成と，新規のエビデンスに基づくリアルタイムな改訂は大変重要な任務と考えています。

GIST は，全消化管に発生する間葉系腫瘍で，疫学的には 10 万人に 1～2 人と消化器がんの中で，希少がんに属する疾患です。一方で，その発生分子メカニズムの解明に伴う分子標的治療薬が開発・臨床応用されたことで，比較的早期から様々なエビデンスが構築されてきました。そういった背景を基に，希少がんとしてはいち早く 2008 年 3 月に日本癌治療学会，日本胃癌学会，GIST 研究会によって『GIST 診療ガイドライン』が作成・発行されました。さらに，その後，新規の薬剤開発とともに新たなエビデンスが発出されるにあわせて，2008 年 9 月に第 2 版，2010 年 11 月の第 2 版補訂版，2014 年 4 月に第 3 版と改訂されてきました。第 3 版発行から，8 年が経過し，その間に構築されたエビデンスを新たに取り入れ，他がんに倣う形で，Minds に沿った検討を行うこととし，改訂作業が進められ，ここに第 4 版として発刊の運びとなりました。

本ガイドライン改訂は，がん対策推進総合研究事業「希少癌診療ガイドラインの作成を通した医療提供体制の質向上」班（平成 29～令和元年度），「学会連携を通じた希少癌の適切な医療の質向上と次世代を担う希少がん領域の人材育成に資する研究」班（令和 2～4 年度）（主任研究者：小寺　泰弘）のサポートのもと実施されました。また，これまでのガイドラインは，日本癌治療学会，日本胃癌学会，GIST 研究会の 3 学会合同での作成であったのに対し，本改訂は稀少腫瘍研究会（旧称：GIST 研究会）の協力のもと，日本癌治療学会が中心となって作成を行いました。本ガイドラインは，最新の情報を網羅しかつ我が国の現状に即した内容となっており，GIST 診療にご尽力されている医療従事者の方々の明日からの診療に必ずお役立ていただけるものと確信しております。

最後に，本ガイドラインの作成にご尽力いただきました GIST 診療ガイドライン改訂ワーキンググループ委員長の廣田　誠一先生をはじめとして多くの関係者の皆様に深く感謝申し上げます。

2022 年 2 月

一般社団法人日本癌治療学会理事長
土岐　祐一郎

第4版　序

この度，『GIST 診療ガイドライン 2022 年 4 月改訂第 4 版』を刊行する運びとなりました。初めての『Minds 診療ガイドライン作成の手引き 2014』『Minds 診療ガイドライン作成マニュアル 2017』（Minds2014/2017）準拠だったこともあり，何もかも手探りでの改訂作業となりましたが，何度となく皆で議論を重ね，ようやく第 4 版刊行にこぎつけることができました。この場をお借りして，改訂にご尽力くださった全ての皆様に，心より御礼申し上げます。

GIST の診療は有効な分子標的薬開発を機に，大きな転換点を迎えました。その一方で，本邦と海外では医療状況が異なる部分があり，わが国の実臨床に即したガイドラインが求められていました。本ガイドライン初版は 2008 年 3 月に刊行され，その後，分子標的薬の適応拡大や新たな分子標的薬の開発に伴って改訂を重ね，第 3 版が 2014 年 4 月に刊行されました。

そして，3〜5 年を目途に最新の知見に基づいた内容に改訂するという方針を踏まえて，新たな知見の反映および改善の必要性が指摘されていた箇所を変更すべく，2017 年から第 4 版作成作業を開始しました。第 4 版はより信頼性の高い診療ガイドラインを目指して，すでに本邦診療ガイドライン作成手法の標準となりつつあった Minds2014/2017 に準拠することとなりました。これに際し，改訂の中核を担う改訂ワーキンググループとは別に，独立したシステマティックレビューチーム（SR チーム），さらに，GIST 診療の専門家 4 名からなる外部評価のための評価ワーキンググループが設置されました。

Minds2014/2017 において，診療ガイドラインは「診療上の重要度の高い医療行為について，エビデンスのシステマティックレビューとその総体評価，益と害のバランスなどを考慮して，患者と医療者の意思決定を支援するために最適と考えられる推奨を提示する文書」と定義されています。このことから，第 4 版では患者の価値観や希望を取り入れ，医療従事者のみならず，患者・家族にとっても適切でわかりやすい情報提供を行うべく，委員には画像診断・病理診断・外科治療・内科治療の 4 領域の医師に加えて，多職種の専門家（統計・薬学・看護），GIST 患者・家族の代表者にも参加していただいています。

本ガイドラインにおける Clinical Question（CQ）は，極力明快な Closed Question 形式とし，推奨決定会議の結果を開示することで，作成過程の透明性を確保しています。推奨決定に際しては GIST が稀少腫瘍であることを鑑みて，できるだけエビデンスは重視しつつも，益と害のバランスのみならず，患者の希望，医療経済的観点などを総合的に考慮しています。そのため，エビデンスが限定的であっても，専門家によるコンセンサスの下で「強い推奨」をつけた CQ もあります。

独特な手法によるシステマティックレビュー作業に不慣れなこともあり，エビデンスの評価・統合過程で多くの時間を費やしたため，当初予定よりも改訂完了が遅れましたが，本ガイドラインが GIST 診療に関わる医療従事者と患者の共同意思決定および最適な医療提供のための道標となることを心から願っています。また，患者代表として本ガイドライン作成に携わり，発刊を間近に控えながら，GIST の病魔との戦いを終えられた故・荒木　美奈子委員のご冥福をお祈りするとともに，第 4 版改訂への貢献に対し敬意を表します。

2022 年 2 月

がん診療ガイドライン作成・改訂委員会
GIST 診療ガイドライン改訂ワーキンググループ
委員長　廣田　誠一

目　次

contents

本ガイドラインの概要

『GIST 診療ガイドライン』の初版が 2008 年の 3 月に刊行され，その後改訂を重ね，2014 年の 4 月に第 3 版が刊行された。3〜5 年を目途に改訂する方針を踏まえ，また新たな知見が報告されたことから，改訂作業を行うこととなったが，前版までとは異なり，『Minds 診療ガイドライン作成の手引き 2014』の形式に則って，改訂することとした。それに伴い，診療ガイドライン改訂ワーキンググループとは独立したシステマティックレビューチーム（SR チーム）を組織し，2 回の文献スクリーニングを経て，エビデンスの評価・統合を行い，それぞれの Clinical Question（CQ）に対するシステマティックレビューレポートを作成した。これを踏まえて診療ガイドライン改訂ワーキンググループで CQ に対する推奨の強さを決定し，推奨文・解説文を作成した。また，CQ は，実臨床においての具体的な判断を行うポイントを明確にし，アルゴリズムに沿って抽出した。

ガイドライン作成においては，エビデンスを重視しつつも，消化管間質腫瘍（Gastrointestinal stromal tumor；GIST）が稀少腫瘍であるために十分なエビデンスの得られない CQ もあることから，益と害のバランスに加えて，GIST 診療の専門家の間でコンセンサスが得られている事象，患者の希望・医療経済的観点などを総合的に考慮して，エビデンスの強さによらず，強い推奨をつけた箇所もあった。推奨の強さに関しては委員が投票を行って決定しており，その合意率を掲載した。

1 本ガイドラインの目的

本ガイドラインの主な目的は，稀少腫瘍であるがゆえに一般臨床医が十分に経験することの困難な GIST において，その診療方針を分かりやすく示すことで，適切な医療の実践を通して患者の予後を改善することである。本ガイドラインの記載は，海外とは医療状況が異なる部分があることから，できるだけ本邦の臨床現場に即した内容となるよう心掛け，また，稀少腫瘍特有のエビデンスの少ない状況を鑑みて，システマティックレビューのエビデンスだけでなく，専門家の間でコンセンサスが得られている事象を適宜加味している。さらに GIST 診療に携わる医師以外の医療従事者や患者，その家族が診療概要を理解する一助となる情報を提供することも目指している。

2 本ガイドラインが対象とする利用者

本ガイドラインが対象とする主な利用者は，GIST の診療にかかわる非専門家の一般臨床医である。医師以外の医療従事者・患者・家族にも参考になる参考情報を提供する。

3 本ガイドラインが対象とする患者

本ガイドラインでは，あらゆる年齢層の様々な病態により発生するGISTを対象とする。成人発症例が多いことから，本文中の記載は主として成人GISTを念頭に置いているが，若年者・小児の症例は成人GISTと病態が異なる部分が多いため，記載内容をよく確認して対応することが望まれる。

4 利用上の注意

日本と海外とでは医療状況が異なる部分があり，本ガイドラインは日本での保険診療の範囲内で標準的な診療を行うための指針であることに留意が必要である。

本ガイドラインは，診療方針や治療法を規制したり，医師の裁量権を制限したりするものではなく，患者の状態や希望，施設の状況等によっては本ガイドラインの記載とは別の選択が行われることがありうる。また，本ガイドラインは医療訴訟等の参考資料となることを想定しておらず，治療結果に対する責任の所在は直接の治療担当医にあり，本ガイドライン作成に携わった学会および個人にはない。

5 診療ガイドライン作成方法

1 改訂基本方針

『Minds診療ガイドライン作成の手引き2014』に則って，第3版の内容を踏襲しながら，新たなエビデンスの得られた部分を中心に改訂した。海外の状況とのバランスを考え，NCCNガイドラインおよびESMOガイドラインも適宜参考としたが，本邦の実情に即した記載を重視した。個別の作業については，本ガイドライン改訂作業中に公開された『Minds診療ガイドライン作成マニュアル2017』も併せて参考とした。

2 スコープ作成

ガイドラインの作成にあたっての方向性を示すためにスコープの草案を作成し，2017年10月4日および2017年12月3日に開催された改訂ワーキンググループ会議で議論を行い，承認を得た。その中で，今回のガイドライン改訂における重要な課題として以下のものが挙げられた。

(1) 『Minds診療ガイドライン作成の手引き2014』の形式に則って，第3版の内容を踏襲しながら，新たなエビデンスの得られた部分を改変する。
(2) 診療ガイドライン改訂ワーキンググループとは独立したSRチームを組織し，エビデンスの選択・評価・統合を行い，それぞれのCQに対するシステマティックレビューレポートを作成する。
(3) 各CQ・BQのアルゴリズム対応箇所を明示したうえで，前版のアルゴリズムを改変する。

3 CQ・BQ作成

前版で掲載されたCQを再検討するとともに，新たなCQを加えることとした。既に一般的な知識となっている臨床上の課題についてはBackground Question（BQ）とした。重要臨床課題からCQ・BQは無限に発生しうるが，アルゴリズムとCQ・BQの連動性を鑑み，CQ・BQの増えすぎに留意しながら適宜CQ・BQをまとめ，改訂ワーキンググループでの議論を通して決定した。全てのCQ・BQは，極力，推奨が明瞭な回答となるようClosed Question形式を心がけた。

CQ・BQ設定の際はアルゴリズムや参考図表内での位置付けがわかりやすいように配慮した。

4 文献検索と採択基準

文献検索は日本医学図書館協会に依頼した。作成されたCQからキーワードを抽出し，原則として前版から継続して設定されたCQは2013年7月1日〜2018年1月31日まで，第4版で新設されたCQは全年代を対象に，PubMedとCochrane Libraryを検索した。

文献検索では収集しきれなかった論文・前版引用文献の一部については，改訂ワーキンググループ委員・SRチーム委員によるハンドサーチにより適宜追加した。

本ガイドラインが対象とする領域では，質の高いエビデンスの集積が不十分であることが予想されたため，研究デザインの限定をせず，観察研究も積極的に採用した。ただし，症例集積・症例報告のうち，10例以下の研究，英語または日本語以外の文献，遺伝子研究や動物実験は除外することとした。専門家のレビューや他国のガイドライン等は参考資料とし，システマティックレビューのエビデンスとしては用いなかった。

5 システマティックレビュー

改訂ワーキンググループで，各CQにおける「益」と「害」のアウトカムを抽出して，その重要度を点数化し，システマティックレビューで評価するアウトカムを選択した。

その後のシステマティックレビューは，改訂ワーキンググループとは別組織のSRチームの委員が担当した。文献検索およびハンドサーチによって得られた論文を対象に2回のスクリーニングを行い，採択された個別研究について，バイアスリスク・非直接性を評価した。個別研究のエビデンス評価結果に基づき，アウトカムごと，研究デザインごとにエビデンスを統合して「エビデンス総体」として評価，定性的システマティックレビュー，メタアナリシスを行って，システマティックレビューレポートを作成した。

6 推奨草案作成

システマティックレビューの結果に基づき，改訂ワーキンググループ委員がCQに対するアウトカム全般に関する全体的なエビデンスの強さ（確実性）（表1），望ましい効果（益）と望ましくない効果（害）のバランス，患者の価値観や希望，コスト等を総合的に考慮して，推奨草案を作成した。

表1　アウトカム全般のエビデンスの強さ（確実性）

A（強）	効果の推定値が推奨を支持する適切さに強く確信がある
B（中）	効果の推定値が推奨を支持する適切さに中程度の確信がある
C（弱）	効果の推定値が推奨を支持する適切さに対する確信は限定的である
D（非常に弱い）	効果の推定値が推奨を支持する適切さにほとんど確信できない

7 推奨決定

改訂ワーキンググループ委員が作成した推奨草案を元に，推奨決定会議を開催した。合意形成方法はGRADE GridによるWeb投票とし，特定項目への80％以上の得票集中をもって合意形成がなされたものとして，推奨の強さを決定した。1回目の投票で80％以上の合意水準に達しなかった場合は，協議を行って2回目の投票を行った。2回目の投票でも合意形成に至らなかった場合は「推奨の強さは決定できない（Not Graded）」とし，その経過や結果の要約を解説に記載することとした。

推奨文は推奨の向き（2方向）と推奨の強さ（2段階）の組み合わせで記載し，推奨の強さ，合意率，エビデンスの強さ（確実性）を併記した。（表2，表3）

なお，一部のBQについては特定の診療行為を推奨する内容ではないことから，改訂ワーキンググループ委員による内容承認のみ行った。

表2　推奨文の記載

		推奨の強さ	
		強い	弱い
推奨の向き	介入支持	行うことを強く推奨する	行うことを弱く推奨する
	介入反対	行わないことを強く推奨する	行わないことを弱く推奨する

表3　推奨の強さとエビデンスの強さの種類

推奨の強さ	エビデンスの強さ
1（強い） 2（弱い）	A（強） B（中） C（弱） D（非常に弱い）

6 外部評価

1 GIST診療ガイドライン評価ワーキンググループによる評価

改訂ワーキンググループは，GIST診療ガイドライン評価ワーキンググループによる評価を受け，各コメントに対するガイドライン草案変更の必要性を討議して，対応を決定した。

2 日本癌治療学会会員向けパブリックコメント

日本癌治療学会ホームページにおいて，日本癌治療学会会員向けにパブリックコメントを募集し，改訂ワーキンググループは得られた各コメントに対してガイドライン草案変更の必要性を討議して対応を決定し，各種の意見を取り入れた。

3 日本癌治療学会がん診療ガイドライン評価委員会によるAGREE Ⅱ評価

日本癌治療学会がん診療ガイドライン評価委員会からのコメントに対してガイドライン改訂グループで討議し，その対応について決定した。

7 本ガイドラインの普及と改訂

本ガイドラインの刊行後，引き続き改訂ワーキンググループでの活動を継続し，内容の検討・広報・普及活動などを行う。本ガイドラインWeb版は書籍版刊行後，半年を目処に公開する。また，日本癌治療学会機関誌「International Journal of Clinical Oncology（IJCO）」への英訳版の投稿を行う。次回全面改訂は3〜5年を目処として行う。ただし，日常診療に重大な影響を及ぼす新知見が報告された場合には，早期の改訂を行うこともある。

8 利益相反（COI）

1 利益相反申告

本ガイドライン改訂ワーキンググループおよびSRチームの委員は，日本癌治療学会の定款施行細則第4号（学会の事業・活動における利益相反に関する指針運用規則）に則り，利益相反の自己申告を行い，利益相反委員会が利益相反の状況を確認した。利益相反の状況については年度ごとに，日本癌治療学会が運営するwebサイト「がん診療ガイドライン」上で公開する。

2 利益相反申告に基づく推奨決定会議における制限

本ガイドライン改訂ワーキンググループの委員が推奨作成の根拠となる論文の著者である場合（学術的COI），関連する薬剤や医療機器製造・販売に関与する企業または競合企業に関するCOIを有する場合（経済的COI）には，委員の自己申告により，推奨決定会議における投票を棄権した。

3 本ガイドラインの独立性

本ガイドライン改訂・出版に関する費用は全て日本癌治療学会が支出し，特定企業からの資金提供は受けていない。また，全てのCQ・BQにおける推奨決定に日本癌治療学会は直接関与していない。

参考文献

1) 小島原典子，中山健夫，森實敏夫，他 編．Minds診療ガイドライン作成マニュアル2017．公益財団法人日本医療機能評価機構．https://minds.jcqhc.or.jp/s/guidance_2017_0_h
2) 福井次矢，山口直人 監修，森實敏夫，吉田雅博，小島原典子 編．Minds診療ガイドライン作成の手引き2014．医学書院，東京，2014．

第4版ガイドライン改訂関係者名簿

1 ガイドライン作成団体

日本癌治療学会

2 ガイドライン作成組織

GIST 診療ガイドライン改訂ワーキンググループ

画像診断	立石　宇貴秀‡	東京医科歯科大学大学院医歯学総合研究科画像診断・核医学分野
	中本　裕士	京都大学大学院医学研究科放射線医学講座（画像診断学・核医学）
病理診断	廣田　誠一†	兵庫医科大学病理学講座病理診断部門
	山元　英崇‡	九州大学病院病理診断科
	櫻井　信司	地域医療機能推進機構群馬中央病院病理診断科兼臨床検査部
外科治療	菊池　寛利‡	浜松医科大学医学部外科学第二講座
	神田　達夫	新潟県厚生農業協同組合連合会三条総合病院外科
	黒川　幸典	大阪大学大学院医学系研究科外科学講座消化器外科学
	長　晴彦	がん・感染症センター都立駒込病院外科
	西田　俊朗	地域医療機能推進機構大阪病院外科
内科治療	澤木　明‡	湘南鎌倉総合病院腫瘍内科
	尾阪　将人	がん研究会有明病院消化器内科
	小松　嘉人	北海道大学病院腫瘍センター化学療法部
	内藤　陽一	国立がん研究センター東病院総合内科・先端医療科・腫瘍内科
	本間　義崇	国立がん研究センター中央病院頭頸部・食道内科
統計	髙橋　史朗	岩手医科大学情報科学科
薬学	橋本　浩伸	国立がん研究センター中央病院薬剤部
看護	有働　みどり	警和会大阪警察病院看護部
患者代表	荒木　美奈子	中部 GIST 患者と家族の会
	西舘　澄人	GISTERS

†：委員長　‡：領域代表委員

GIST 診療ガイドライン改訂ワーキンググループシステマティックレビューチーム

病理診断	長谷川　匡	札幌医科大学医学部病理診断学
	三橋　智子	北海道大学病院病理部病理診断科
	和田　龍一	柏厚生総合病院病理診断科
外科治療	石川　卓	新潟大学大学院医歯学総合研究科消化器・一般外科学分野
	髙橋　剛	大阪大学医学部医学科教育センター
	豊川　貴弘	大阪市立大学大学院医学研究科外科学講座消化器外科科学
内科治療	大隅　寛木	がん研究会有明病院消化器化学療法科
	堅田　洋佑	川崎医科大学臨床腫瘍科
	平野　秀和	国立がん研究センター中央病院消化管内科
	村中　徹人	市立稚内病院内科

ガイドライン作成事務局

織田　美佐緒	日本癌治療学会事務局
福田　奈津喜†	日本癌治療学会事務局

†：主担当者

3 ガイドライン責任組織

がん診療ガイドライン作成・改訂委員会

小寺　泰弘†	名古屋大学大学院医学系研究科消化器外科学
河野　浩二‡	福島県立医科大学消化管外科学講座
明石　定子	昭和大学医学部外科学講座乳腺外科学部門
安部　能成	千葉県立保健医療大学健康科学部リハビリテーション学科／作業療法学専攻
安藤　雄一	名古屋大学医学部附属病院化学療法部
小野　滋	自治医科大学小児外科
川井　章	国立がん研究センター中央病院骨軟部腫瘍・リハビリテーション科
島田　英昭	東邦大学大学院消化器外科学講座・臨床腫瘍学講座
杉山　一彦	広島大学病院がん化学療法科
長島　文夫	杏林大学医学部腫瘍内科
西山　博之	筑波大学医学医療系腎泌尿器外科学
馬場　英司	九州大学大学院医学研究院社会環境医学講座連携社会医学分野
藤原　俊義	岡山大学大学院医歯薬学総合研究科消化器外科学
本間　明宏	北海道大学大学院医学研究院耳鼻咽喉科・頭頸部外科学教室
三上　幹男	東海大学医学部産婦人科
室　圭	愛知県がんセンター薬物療法部
吉田　雅博	国際医療福祉大学消化器外科学教室

†：委員長　‡：副委員長

4 外部評価組織

GIST 診療ガイドライン評価ワーキンググループ

画像診断	今井　裕	東海大学医学部付属八王子病院画像診断学
病理診断	根本　哲生	昭和大学横浜市北部病院臨床病理診断科
外科治療	馬場　秀夫	熊本大学大学院消化器外科学
内科治療	土井　俊彦	国立がん研究センター東病院先端医療科

がん診療ガイドライン評価委員会

松井　邦彦[†]	熊本大学病院総合診療科
秋元　哲夫	国立がん研究センター先端医療開発センター粒子線医学開発分野
岡本　好司	北九州市立八幡病院消化器・肝臓病センター外科
佐藤　温	弘前大学大学院医学研究科腫瘍内科学講座
柴田　浩行	秋田大学臨床腫瘍学講座
下妻　晃二郎	立命館大学生命科学部生命医科学科
高橋　理	聖路加国際病院一般内科
真弓　俊彦	産業医科大学医学部救急医学講座
光冨　徹哉	近畿大学医学部外科学教室呼吸器外科学部門

[†]：委員長

5　ガイドライン作成方法論アドバイザー

吉田　雅博	日本医療機能評価機構 EBM 医療情報部客員主幹 国際医療福祉大学消化器外科学教室

6　文献検索

日本医学図書館協会

7　協力団体

稀少腫瘍研究会

Question・推奨一覧

Question No.(分類)	Question 推奨文	推奨の強さ*	エビデンスの強さ*
画像 1（BQ）	GIST が疑われる患者の確定診断に EUS-FNA は有用か GIST が疑われる患者の確定診断に EUS-FNA を行うことを弱く推奨する	2	B
画像 2（BQ）	GIST 患者の病期診断や再発診断に CT，MRI は有用か GIST 患者の病期診断や再発診断に CT，MRI を行うことを強く推奨する	1	B
画像 3（BQ）	GIST 患者の病期診断や再発診断に FDG-PET/CT は有用か GIST 患者の病期診断や再発診断に FDG-PET/CT を行うことを弱く推奨する	2	C
画像 4（CQ）	GIST に対する薬物療法の治療効果判定に FDG-PET/CT の追加は有用か GIST に対する薬物療法の治療効果判定に FDG-PET/CT を追加することを弱く推奨する	2	C
病理 1（BQ）	GIST の鑑別には HE 染色での形態診断と KIT 免疫染色は有用か GIST の鑑別には HE 染色での形態診断と KIT 免疫染色を行うことを強く推奨する	1	C
病理 2（BQ）	GIST の鑑別診断に KIT 以外の免疫染色は有用か GIST の鑑別診断に KIT 以外の免疫染色も併用することを強く推奨する	1	C
病理 3（BQ）	免疫染色で KIT 陰性または弱陽性の GIST の診断に遺伝子解析は有用か 免疫染色で KIT 陰性または弱陽性の GIST の診断に遺伝子解析を行うことを弱く推奨する	2	C
病理 4（BQ）	GIST は臓器別に頻度や悪性度に違いはあるか GIST は臓器別に発生頻度や悪性度に違いが見られる	—	—
病理 5（BQ）	GIST の悪性度評価に再発リスク分類は有用か GIST の悪性度評価に再発リスク分類を行うことを強く推奨する	1	C
病理 6（BQ）	GIST の悪性度（再発リスク）評価に生検は有用か GIST の悪性度（再発リスク）評価は生検標本では行わないことを弱く推奨する	2	C
病理 7（BQ）	GIST において KIT 免疫染色と *c-kit* 遺伝子変異とは関係があるか GIST において KIT 免疫染色と *c-kit* 遺伝子変異とは明白な関係はない	—	—
病理 8（BQ）	イマチニブ一次耐性 GIST における遺伝子解析は有用か イマチニブ一次耐性 GIST において遺伝子解析を行うことを弱く推奨する	2	D
病理 9（BQ）	*c-kit*・*PDGFRA* 遺伝子以外の異常により発生する GIST はあるか *c-kit*・*PDGFRA* 遺伝子以外の異常により発生する GIST がある	—	—

Question No.(分類)	Question 推奨文	推奨の強さ*	エビデンスの強さ*
病理 10(BQ)	GIST が多発する病態はあるか GIST が多発する病態がある	—	—
外科 1 (CQ)	2 cm 未満の胃 GIST に対して，外科切除は推奨されるか 2 cm 未満の胃 GIST に対して，外科切除を行うことを弱く推奨する	2	D
外科 2 (CQ)	2 cm 以上，5 cm 未満の粘膜下腫瘍に対して，外科切除は推奨されるか 2 cm 以上，5 cm 未満の GIST あるいは GIST を含む悪性腫瘍を強く疑う粘膜下腫瘍に対して，外科切除を行うことを強く推奨する	1	C
外科 3 (CQ)	5 cm 以上の粘膜下腫瘍に対して，腹腔鏡下手術は推奨されるか 5 cm 以上の粘膜下腫瘍に対して，腹腔鏡下手術を行うことを弱く推奨する	2	D
外科 4 (BQ)	外科切除が適応となる GIST に対して，臓器機能温存手術は推奨されるか 外科切除が適応となる GIST に対して，臓器機能温存手術を行うことを強く推奨する	1	D
外科 5 (CQ)	大きな GIST や，不完全切除の可能性が高いと判断される GIST に対して，イマチニブによる術前補助療法は有用か 腫瘍径が 10 cm 以上のような大きな GIST や，不完全切除の可能性が高いと判断される GIST に対して，イマチニブによる術前補助療法を行うことを弱く推奨する	2	C
外科 6 (CQ)	術前もしくは術中に腫瘍破裂が確認された GIST に対して，イマチニブによる術後補助療法は有用か 術前もしくは術中に腫瘍破裂が確認された GIST に対して，イマチニブによる術後補助療法を行うことを強く推奨する	1	B
外科 7 (BQ)	完全切除後の GIST に対して，定期フォローは有用か 完全切除後の GIST に対して，定期フォローを行うことを弱く推奨する	2	D
外科 8 (CQ)	転移性 GIST に対して，初回治療としての外科切除は有用か 転移性 GIST に対して，初回治療としての外科切除を行わないことを弱く推奨する	2	D
外科 9 (CQ)	イマチニブ奏効中の転移・再発 GIST に対して，外科切除は有用か イマチニブ奏効中の転移・再発 GIST に対して，外科切除を行わないことを弱く推奨する	2	D
外科 10(CQ)	薬剤耐性の転移・再発 GIST に対して，外科切除は有用か 薬剤耐性の転移・再発 GIST に対して，外科切除を行わないことを弱く推奨する	2	D
内科 1 (CQ)	標準用量開始が可能な転移・再発 GIST に対して，イマチニブの標準用量開始と比べて低用量開始は有用か 標準用量開始が可能な転移・再発 GIST に対して，イマチニブの低用量開始を行わないことを強く推奨する	1	D
内科 2 (BQ)	転移・再発 GIST に対して，チロシンキナーゼ阻害薬が有効性を示した場合，治療中断は有用か 転移・再発 GIST に対して，チロシンキナーゼ阻害薬が有効性を示した場合，治療中断を行わないことを弱く推奨する	2	C

Question No.（分類）	Question / 推奨文	推奨の強さ*	エビデンスの強さ*
内科 3（CQ）	転移・再発 GIST に対して，イマチニブの血中濃度測定は有用か 転移・再発 GIST に対して，イマチニブの血中濃度測定を行うことを弱く推奨する	2	D
内科 4（CQ）	イマチニブ 400 mg/日投与中に増悪した転移・再発 GIST に対して，投与量増加は有用か イマチニブ 400 mg/日投与中に増悪した転移・再発 GIST に対して，投与量増加を行わないことを弱く推奨する	2	D
内科 5-1（BQ）	再発高リスクまたは腫瘍破裂 GIST に対して，完全切除後 3 年間のイマチニブによる術後補助療法は有用か 再発高リスクまたは腫瘍破裂 GIST に対して，完全切除後 3 年間のイマチニブによる術後補助療法を行うことを強く推奨する	1	B
内科 5-2（CQ）	再発高リスクまたは腫瘍破裂 GIST に対して，完全切除後 3 年間を超えるイマチニブによる術後補助療法は有用か 推奨なし	Not Graded	D
内科 6（BQ）	イマチニブ不耐・不応の転移・再発 GIST に対して，スニチニブは有用か イマチニブ不耐・不応の転移・再発 GIST に対して，スニチニブの使用を強く推奨する	1	B
内科 7（BQ）	スニチニブ不耐・不応の転移・再発 GIST に対して，レゴラフェニブは有用か スニチニブ不耐・不応の転移・再発 GIST に対して，レゴラフェニブの使用を強く推奨する	1	B
内科 8（CQ）	レゴラフェニブ不耐・不応の転移・再発 GIST に対して，イマチニブまたはスニチニブの再投与は有用か レゴラフェニブ不耐・不応の転移・再発 GIST に対して，イマチニブまたはスニチニブの再投与を行うことを弱く推奨する	2	D
内科 9（CQ）	転移・再発 GIST に対して，放射線治療は有用か 転移・再発 GIST に対して，放射線治療を行わないことを弱く推奨する	2	D
内科 10（CQ）	GIST の肝転移に対して，外科切除以外の局所療法は有用か 薬剤耐性の GIST の肝転移に対して，外科切除以外の局所療法を行うことを弱く推奨する	2	D
内科 11（CQ）	スニチニブおよびレゴラフェニブの標準用法用量の不耐 GIST に対して，スニチニブおよびレゴラフェニブの投与スケジュールの変更は推奨されるか スニチニブおよびレゴラフェニブの標準用法用量の不耐 GIST に対して，スニチニブおよびレゴラフェニブの投与スケジュールの変更を行うことを弱く推奨する	2	D
内科 12（CQ）	GIST 治療におけるチロシンキナーゼ阻害薬の選択に遺伝子解析は有用か GIST 治療におけるチロシンキナーゼ阻害薬の選択に遺伝子解析を行わないことを弱く推奨する	2	D

*推奨の強さ・エビデンスの強さは，p.4 の表 3 を参照。特定の診療行為の推奨を意味しない場合は，「―」としている。

アルゴリズム・参考図表

1 アルゴリズム

1 アルゴリズム1　消化管粘膜下腫瘍の診断・治療の概略

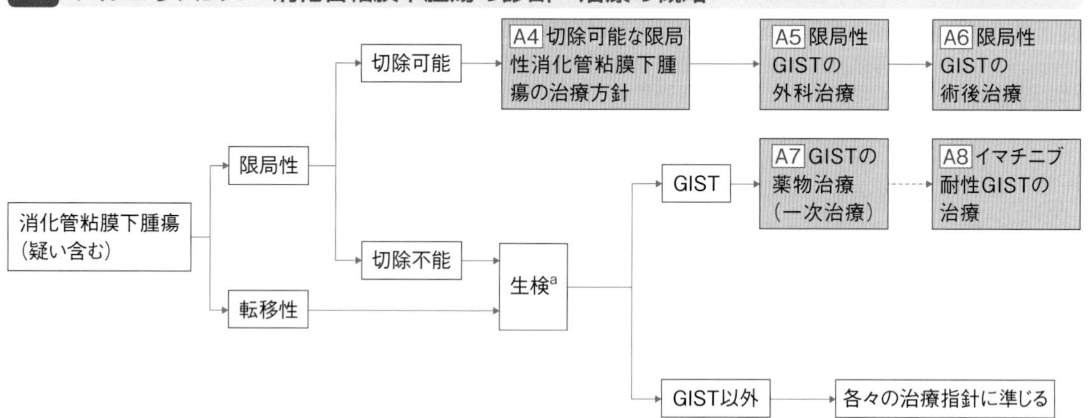

a．経皮的針生検や試験開腹など組織採取の方法は限定しない

2 アルゴリズム2　紡錘形細胞型GISTの鑑別病理診断

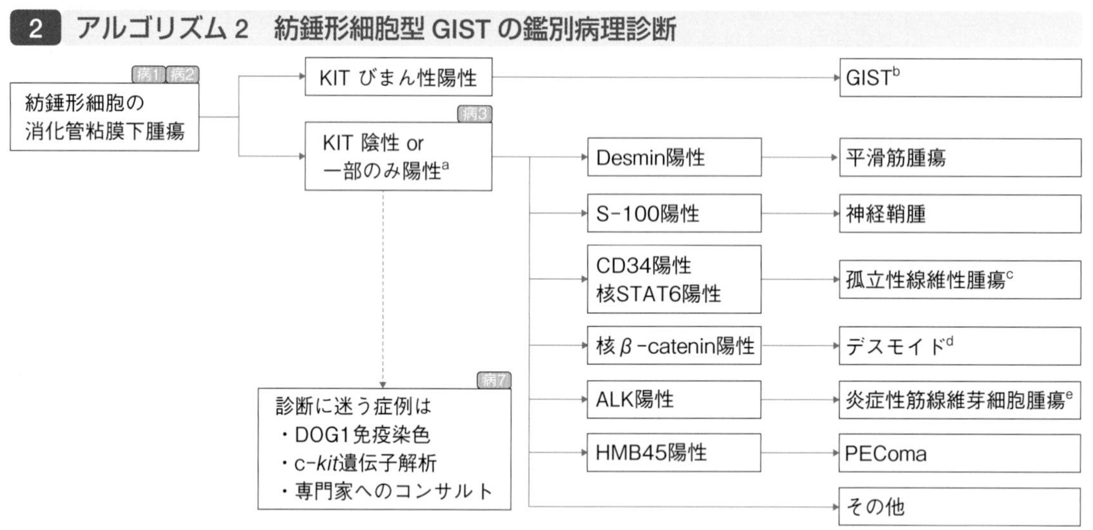

a．通常，紡錘形細胞型GISTはKITがびまん性陽性であり，KIT陰性あるいは一部陽性は非常に稀である。KITが一部のみ陽性の場合，GIST以外の腫瘍での非特異的染色の可能性を十分に考慮する。
b．HE染色上GISTとして矛盾しない組織像を呈していること。
c．*NAB2-STAT6* 融合遺伝子の確認が望ましい。
d．β-catenin の *CTNNB1* 遺伝子解析による確認が望ましい。
e．*ALK* 融合遺伝子またはFISHによる遺伝子再構成の確認が望ましい。ALK陰性例やROS1陽性例もある。

※アルゴリズムに関連するCQまたはBQおよび他のアルゴリズムへの参照を以下の記号で示す。
例）画1 画像1（BQ）　病1 病理1（BQ）　外1 外科1（CQ）　内1 内科1（CQ）　A4 アルゴリズム4

3 アルゴリズム3　類上皮細胞型GISTの鑑別病理診断

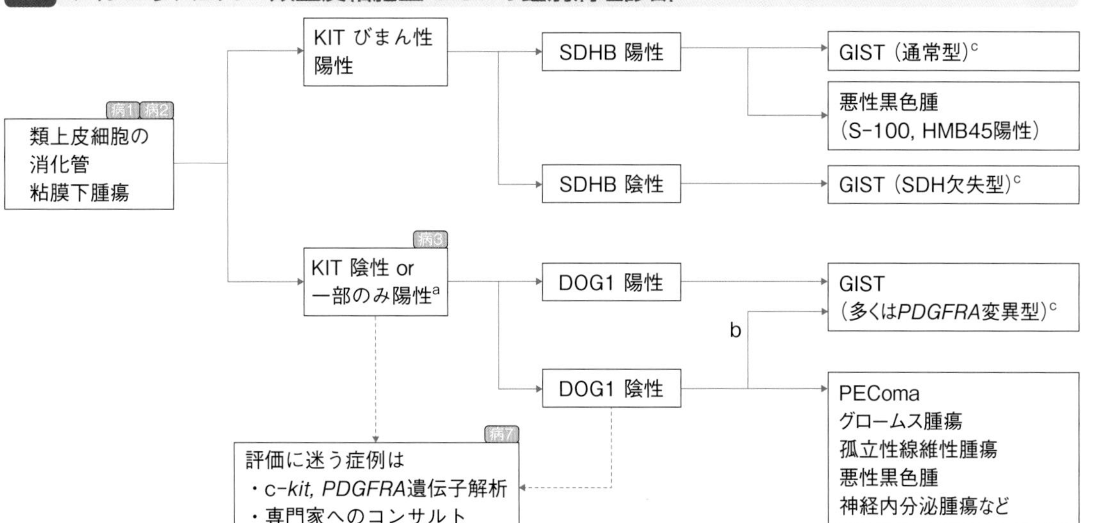

a．KIT が一部のみ陽性の場合，GIST 以外の腫瘍での非特異的染色の可能性を十分に考慮する。
b．DOG1 陰性 GIST は極めて稀であり，遺伝子変異（特に *PDGFRA* 変異）の確認が望ましい。
c．HE 染色上 GIST として矛盾しない組織像を呈していること。

4 アルゴリズム4　切除可能な限局性消化管粘膜下腫瘍の治療方針

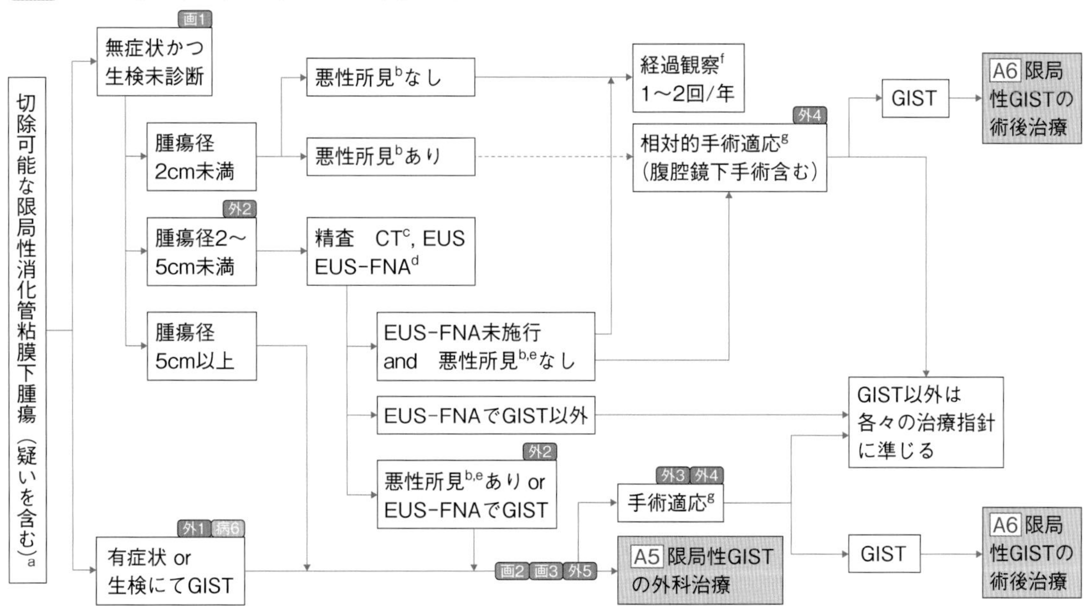

a．内視鏡下生検の病理組織診断により，上皮性病変等を除外する。漿膜側からの生検は禁忌。
b．潰瘍形成，辺縁不整，増大。
c．経口・経静脈性造影剤を使用し，5 mm スライス厚以下の連続スライスが望ましい。
d．EUS-FNA 施行が望まれるが，必須ではない。
e．CT で壊死・出血，辺縁不整，造影効果を含め実質の不均一性，EUS で実質エコー不均一，辺縁不整，（リンパ節腫大）。
f．EUS を含む内視鏡で実施。
g．術前組織診断が出来ていない場合は，術中病理診断を行うことが望ましい。

5 アルゴリズム5　限局性GISTの外科治療

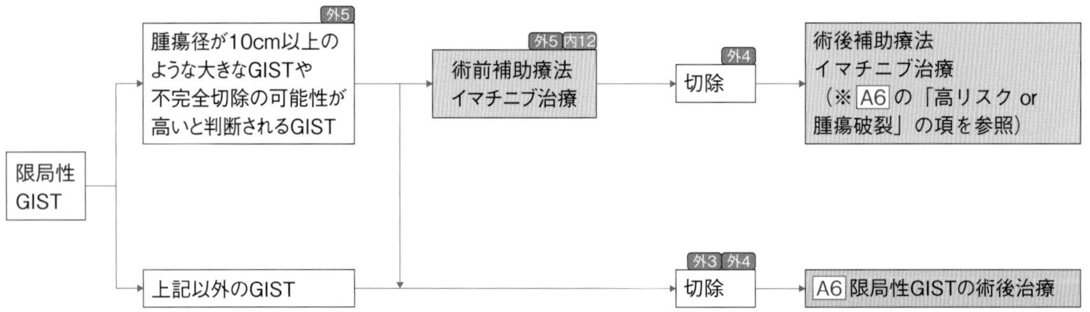

6 アルゴリズム6　限局性GISTの術後治療

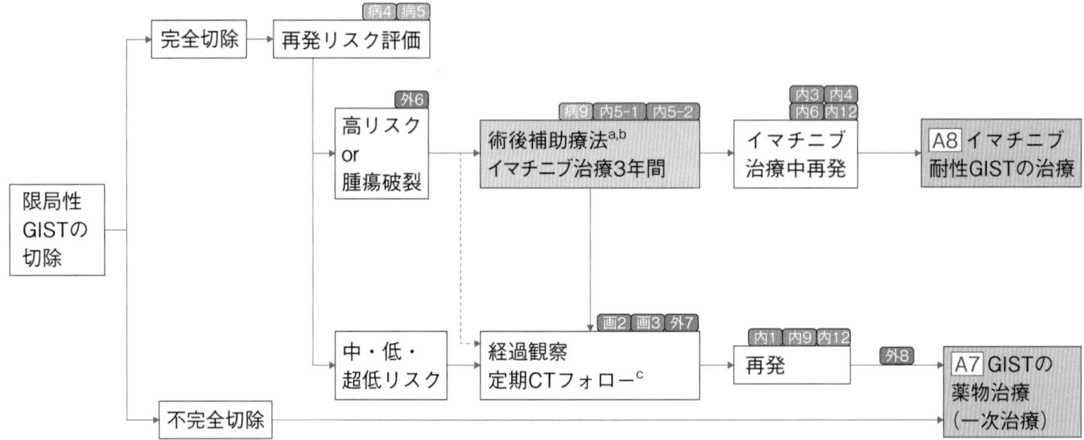

a．中・低リスクGISTに対するイマチニブによる術後補助療法の有効性は確立していない。
b．造影CTによるフォローは，一般的に6カ月毎に行われている（エビデンスはない）。
c．造影CTによるフォローは，高リスクまたは腫瘍破裂の患者で非急性期の場合は一般的に4〜6カ月毎に行われ，中・低・超低リスクの患者では一般的に6カ月〜1年毎に行われている（エビデンスはない）。

7 アルゴリズム7　GISTの薬物治療（一次治療）

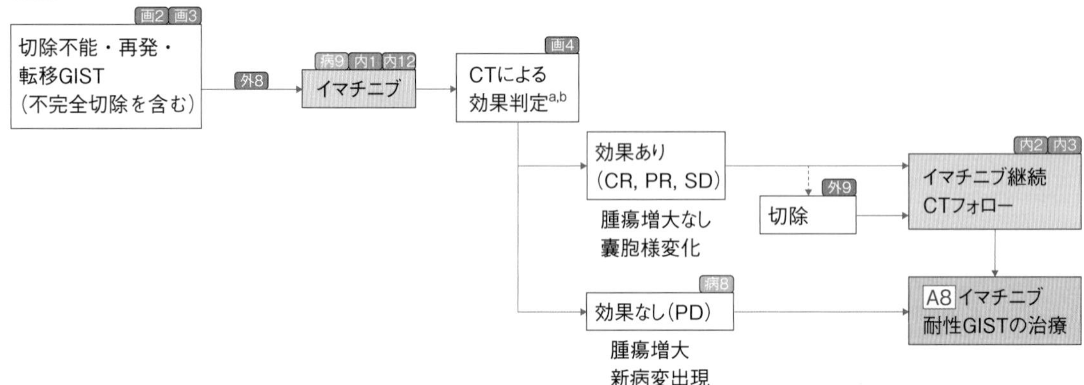

a．造影CTによるフォローは，一般的に4〜6カ月毎に行われている（エビデンスはない）。
b．保険適用外ではあるが，FDG-PET/CTの有用性も報告されている。

8 アルゴリズム 8　イマチニブ耐性 GIST の治療

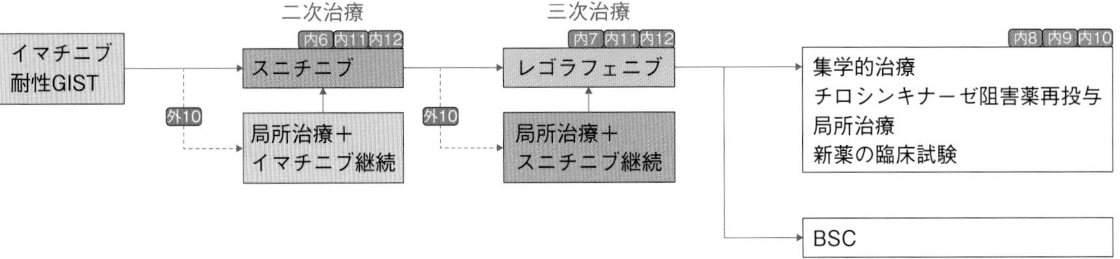

2 参考図表

1 参考図表 1　GIST の遺伝子型

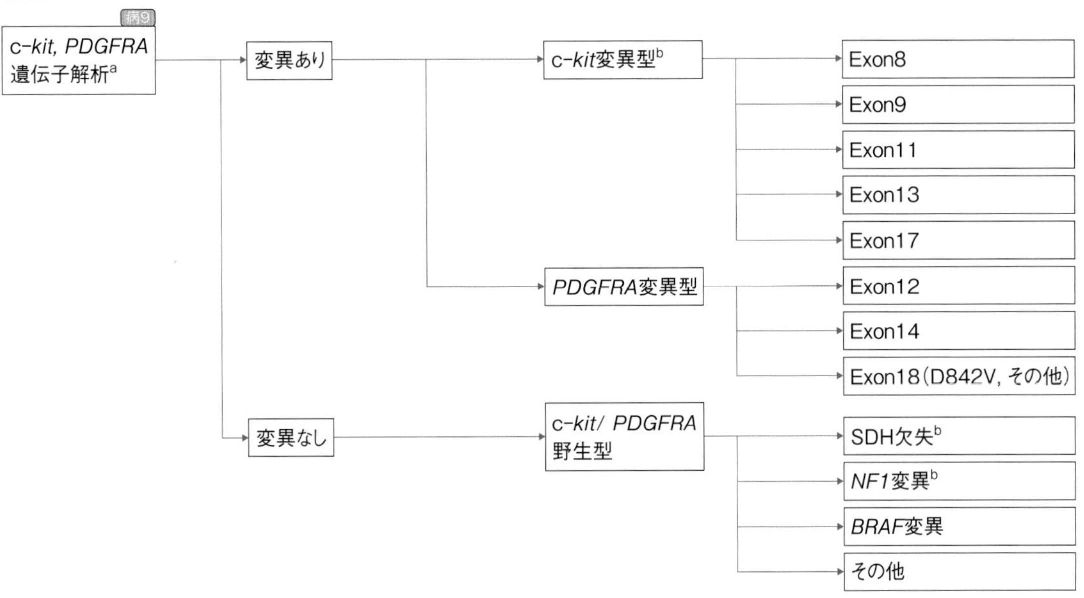

a．遺伝子解析を行う前に，家族歴や NF1 の有無などを再確認することが望ましい。また，SDH 欠失型 GIST の可能性がある場合（特に胃・若年者・類上皮型）は，SDHB 免疫染色を先行してもよい。
b．GIST が多発することがある遺伝子型（参考図表 2 参照）

2 参考図表 2　多発 GIST の鑑別

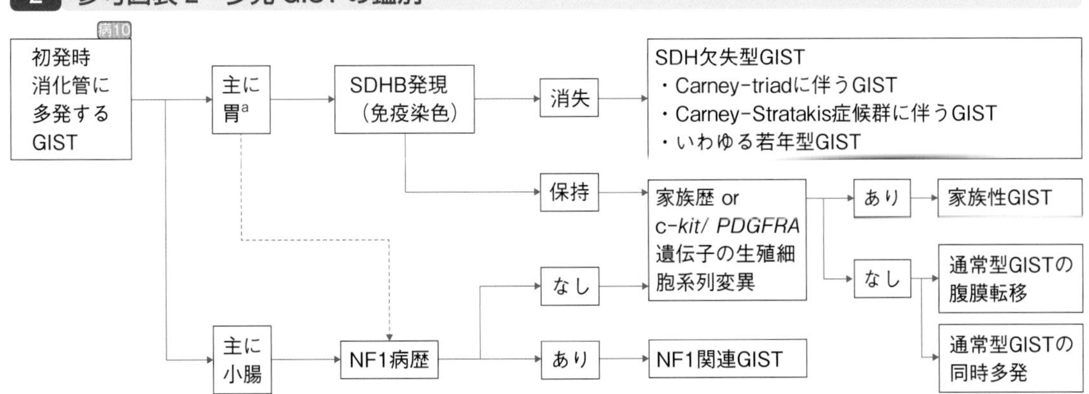

a．NF1 関連 GIST は主に十二指腸・小腸に発生するが，稀に胃に発生することがある。

本ガイドラインの概要

略語一覧

略語	正式表記	日本語説明
AFIP	Armed Forces Institute of Pathology	
AGREE Ⅱ	The Appraisal of Guidelines for Research and Evaluation Ⅱ	ガイドライン作成過程における作成手法の厳密さと透明性を評価するツール
ASCO	American Society of Clinical Oncology	
BQ	background question	背景疑問，バックグラウンドクエスチョン
BSC	best supportive care	ベストサポーティブケア
CI	confidence interval	信頼区間
COI	conflict of interest	利益相反
CR	complete response	完全奏効（完全寛解）
CQ	clinical question	臨床的疑問，クリニカルクエスチョン
CT	computed tomography	
ECOG	Eastern Cooperative Oncology Group	
EORTC	European Organization for Research and Treatment of Cancer	
ESMO	European Society of Medical Oncology	
EUS	endoscopic ultrasonography	超音波内視鏡検査
EUS-FNA	endoscopic ultrasound-guided fine-needle aspiration	超音波内視鏡下穿刺吸引法
FDG-PET/CT	fluorodeoxyglucose-positron emission tomography/computed tomography	
FISH	fluorescence in situ hybridization	蛍光 in situ ハイブリダイゼーション
HE	hematoxylin and eosin	ヘマトキシリン・エオジン
HPF	high power field	高倍率視野
Minds		日本医療機能評価機構の EBM 普及推進事業の通称
MRI	magnetic resonance imaging	核磁気共鳴
NCCN	National Comprehensive Cancer Network	
NF1	neurofibromatosis type 1	神経線維腫症 I 型
NGS	next generation sequencing	次世代シーケンシング
NIH	National Institutes of Health	アメリカ国立衛生研究所
OS	overall survival	全生存期間
PD	progressive disease	進行
PDGFRA	platelet-derived growth factor receptor α	血小板由来成長因子受容体アルファ
PEComa	perivascular epithelioid cell tumor	血管周囲類上皮細胞腫瘍
PFS	progression-free survival	無増悪生存期間
PICO		患者の臨床問題や疑問点を整理する枠組み
PR	partial response	部分奏効（部分寛解）
QOL	quality of life	生活の質
RCT	randomized controlled trial	ランダム化比較試験

略語	正式表記	日本語説明
RECIST	Response Evaluation Criteria In Solid Tumor	
RFA	radiofrequency ablation	経皮的ラジオ波焼灼術
RFS	recurrence-free survival	無再発生存期間
SD	stable disease	安定
SDH	succinate dehydrogenase	コハク酸脱水素酵素
SSGXVIII	Scandinavian Sarcoma Group XVIII	
SUV	standardized uptake value	

画像診断領域

1 総論

1 粘膜下腫瘍の診断に有用な画像検査

(1) 腫瘍径 2 cm 未満の病変

検診やスクリーニングの X 線造影検査や内視鏡検査で粘膜下腫瘍（submucosal tumor；SMT）が疑われた場合，内視鏡による生検が必須となる。また，腫瘍径が治療方針決定の目安となるため計測を行う。腫瘍径 2 cm 未満の SMT で半球状，平滑な輪郭を呈し，潰瘍や陥凹を伴わない場合，年 1～2 回のフォローアップを行う。

(2) 腫瘍径 2 cm 以上の病変

腫瘍径 2 cm 以上，5 cm 未満，不整な辺縁，潰瘍や陥凹形成，増大傾向を示す場合は CT，EUS，EUS-FNA による精査を行う。腫瘍径 5.1 cm 以上の病変，有症状例，生検で GIST と診断された病変については手術を前提とした病期診断を行う。CT はスライス厚/スライス間隔は 5 mm 以下の連続スライスを標準とするが，2 mm スライス厚以下の 3 次元データを取得するのが望ましい。病期診断（腹腔内播種や腹水をみる）のためには上腹部から骨盤までを含んだ範囲の経口・静脈性の造影 CT が必要となる。1 回の撮像であれば門脈相の撮影を推奨するが，肝転移のより正確な評価のために造影前と動脈相・門脈相・遅延相を撮影する多相撮像が推奨される。消化管の伸展を良好にし，より観察しやすくする目的で水や発泡剤に経口造影剤を適宜併用する。アレルギーなどで造影CTが行えない場合や造影CTでも判断に困る場合は，MRI の撮影を行う。拡散強調画像は，腹腔内播種病変の検出に期待される。以上の画像検査で診断困難な場合，FDG-PET/CT を行う。FDG-PET/CT は腹膜播種病変や予期せぬ遠隔転移の診断に有用性が高い。

2 薬物療法の効果判定に有用な画像診断

(1) 消化管造影・内視鏡検査・超音波検査

消化管造影や内視鏡検査では，腫瘍の大きさや形状の変化はわかるが，内部の変化については判定ができない。超音波検査は被ばくがなく簡便に繰り返すことができるため，大きさの変化に基づく薬効判定を行うことは可能であるが，定量化の方法は確立されていない。

(2) 造影 CT・MRI

NCCN の診療ガイドラインや ESMO のコンセンサスレポートで，造影 CT を用いて病変の大きさの変化を計測することが推奨されている[1,2]。GIST 薬効判定は大きさの変化はなくても腫瘍血流低下・嚢胞化して治療効果が得られている場合が少なくないため，CT 値を測定し定量的に変化を見る。10％以上の腫瘍径の縮小，または 15％以上の CT 値の減少があれば PR とみなしてよいとされている[3]（表 1）。GIST の CT 所見は薬物療法開始後，1～2 カ月で急激に変化

表1 CTによる治療効果判定の修正基準[3)]

反応	定義（標的病変の最大径の総和はRECIST1.1の基準による）
完全奏効（CR）	すべての病変が消失し，新出病変がない
部分奏効（PR）	腫瘍径が10%以上の減少または腫瘍のCT値が15%以上の低下を示し，新出病変はなく，計測困難な病変にも明らかな進行がない
安定（SD）	CR・PR・PDの基準を満たさず，腫瘍の進行によると思われる症状の悪化がない
進行（PD）	次のいずれかの所見を示す 腫瘍径の10%以上の増加があり，腫瘍のCT値の変化がPRの定義を満たさない 新出病変 新たな壁在結節の出現，または既にあった壁在結節の径の増加が見られる

する。また，再燃があると急激に腫瘍の増大がみられることがある。検査間隔は，薬物療法開始後は1〜2カ月毎，その後は画像所見の変化や症状がない限り3〜6カ月毎，画像上再発を疑う所見がみられた時は1〜2カ月毎に短縮する設定が有効と考えられる。MRIで着目した病変の大きさ・内部構造の変化・血流の多寡を経過観察することは可能であるが，薬効判定においてMRIがCTに優る有用性は被ばくがない点以外は明らかではない。

(3) FDG-PET/CT

FDG-PET/CTは薬物療法により生じた代謝・血流の変化を鋭敏に反映し得ることが知られている。これは糖代謝の低下が治療開始後早期から起こり，形態学的に腫瘍が縮小するタイミングよりも先行するためである。GISTのFDG-PET/CT所見は薬物療法開始後，1〜2カ月で急激に変化する。薬効判定を実施するためのFDG-PET/CTの検査間隔については，フレア現象（薬物療法開始後，奏効しているにも関わらず免疫細胞などの活動性の亢進のためにFDGの集積が増加する現象）を考慮し，少なくとも10日以上間隔を空けることが推奨されている[1)]。FDG-PET/CTが腫瘍縮小をより早期に予測できるという点で薬物療法をモニターするための有益なツールになる。しかし，本邦ではGISTの薬効判定に対しFDG-PET/CTの保険適用がまだ認められていない。

参考文献

1) Demetri GD, von Mehren M, Antonescu CR, et al. NCCN Task Force report：update on the management of patients with gastrointestinal stromal tumors. J Natl Compr Canc Netw. 2010；8 Suppl 2：S1-41.

2) Blay JY, Bonvalot S, Casali P, et al；GIST consensus meeting panelists. Consensus meeting for the management of gastrointestinal stromal tumors. Report of the GIST Consensus Conference of 20-21 March 2004, under the auspices of ESMO. Ann Oncol. 2005；16：566-78.

3) Choi H, Charnsangavej C, Faria SC, et al. Correlation of computed tomography and positron emission tomography in patients with metastatic gastrointestinal stromal tumor treated at a single institution with imatinib mesylate：proposal of new computed tomography response criteria. J Clin Oncol. 2007；25：1753-9.

2 CQ

画像 1 (BQ) GISTが疑われる患者の確定診断にEUS-FNAは有用か

推奨

GISTが疑われる患者の確定診断にEUS-FNAを行うことを弱く推奨する

推奨の強さ：2（弱い） エビデンスの強さ：B（中） 合意率：100%（17/17名）

解説

GISTの確定診断には組織診断が必須であるため，組織を採取する方法として生検鉗子，EUS-FNA，粘膜の切開生検やボーリングバイオプシーがある。粘膜が欠損し腫瘍が露出した場合は通常の生検鉗子で組織採取が可能であるが，腫瘍が露出していない場合はEUS-FNAや切開が必要となる。EUS-FNAでは合併症がほとんど無く診断に十分な生検検体が得られるため，免疫組織化学染色と組み合わせてGISTの診断がほぼ確実に施行可能である。しかし，GISTが疑われる患者の確定診断にEUS-FNAがどのくらいの有用性があるかは不明である。

定性的システマティックレビューを行った結果，診断の指標も研究により異なったが，すべての研究で報告されている正診率に関しては，コホート研究および症例対照研究でそれぞれ，62.5〜97%，61.6〜100%であった[1-17]。

以上よりGISTの確定診断にEUS-FNAは有用と考えられるが，他の確定診断の方法との有効性および安全性に関する検討が十分されておらず，対象および術者，施設などのバイアスは排除されない。また，EUS-FNAは一般内視鏡検査のように簡単に行える検査ではなく，保険適用があるとはいえEUS-FNAで用いるコンベックス型の超音波内視鏡を配備した施設は本邦では多くない。これらを踏まえ，EUS-FNAは確定診断が得られることから選択肢の一つとして提案すべき検査であるが，臨床的有用性を含めて総合的な判断により選択すべきと考えられる。

検索資料・ハンドサーチ

本BQに対する文献検索の結果，PubMed 86編（検索年代：2013年以降），Cochrane 20編（検索年代：全期間）の文献が抽出され，計106編がスクリーニング対象となった。2回のスクリーニングを経て抽出された12編の論文を対象に，定性的システマティックレビューを実施した。

参考文献

1) Sepe PS, Brugge WR. A guide for the diagnosis and management of gastrointestinal stromal cell tumors. Nat Rev Gastroenterol Hepatol. 2009；6：363-71.
2) Scarpa M, Bertin M, Ruffolo C, et al. A systematic review on the clinical diagnosis of gastrointestinal stromal tumors. J Surg Oncol. 2008；98：384-92.
3) Hedenström P, Nilsson B, Demir A, et al. Characterizing gastrointestinal stromal tumors and evaluating

neoadjuvant imatinib by sequencing of endoscopic ultrasound-biopsies. World J Gastroenterol. 2017；23：5925-35.
4) Hedenström P, Marschall HU, Nilsson B, et al. High clinical impact and diagnostic accuracy of EUS-guided biopsy sampling of subepithelial lesions：a prospective, comparative study. Surg Endosc. 2018；32：1304-13.
5) Philipper M, Hollerbach S, Gabbert HE, et al. Prospective comparison of endoscopic ultrasound-guided fine-needle aspiration and surgical histology in upper gastrointestinal submucosal tumors. Endoscopy. 2010；42：300-5.
6) Akahoshi K, Sumida Y, Matsui N, et al. Preoperative diagnosis of gastrointestinal stromal tumor by endoscopic ultrasound-guided fine needle aspiration. World J Gastroenterol. 2007；13：2077-82.
7) Okasha HH, Naguib M, El Nady M, et al. Role of endoscopic ultrasound and endoscopic-ultrasound-guided fine-needle aspiration in endoscopic biopsy negative gastrointestinal lesions. Endosc Ultrasound. 2017；6：156-61.
8) Bean SM, Baker A, Eloubeidi M, et al. Endoscopic ultrasound-guided fine-needle aspiration of intrathoracic and intra-abdominal spindle cell and mesenchymal lesions. Cancer Cytopathol. 2011；119：37-48.
9) Sepe PS, Moparty B, Pitman MB, et al. EUS-guided FNA for the diagnosis of GI stromal cell tumors：sensitivity and cytologic yield. Gastrointest Endosc. 2009；70：254-61.
10) Hoda KM, Rodriguez SA, Faigel DO. EUS-guided sampling of suspected GI stromal tumors. Gastrointest Endosc. 2009；69：1218-23.
11) Chatzipantelis P, Salla C, Karoumpalis I, et al. Endoscopic ultrasound-guided fine needle aspiration biopsy in the diagnosis of gastrointestinal stromal tumors of the stomach. A study of 17 cases. J Gastrointestin Liver Dis. 2008；17：15-20.
12) Okubo K, Yamao K, Nakamura T, et al. Endoscopic ultrasound-guided fine-needle aspiration biopsy for the diagnosis of gastrointestinal stromal tumors in the stomach. J Gastroenterol. 2004；39：747-53.
13) Vander Noot MR 3rd, Eloubeidi MA, Chen VK, et al. Diagnosis of gastrointestinal tract lesions by endoscopic ultrasound-guided fine-needle aspiration biopsy. Cancer. 2004；102：157-63.
14) Ando N, Goto H, Niwa Y, et al. The diagnosis of GI stromal tumors with EUS-guided fine needle aspiration with immunohistochemical analysis. Gastrointest Endosc. 2002；55：37-43.
15) Gu M, Ghafari S, Nguyen PT, et al. Cytologic diagnosis of gastrointestinal stromal tumors of the stomach by endoscopic ultrasound-guided fine-needle aspiration biopsy：cytomorphologic and immunohistochemical study of 12 cases. Diagn Cytopathol. 2001；25：343-50.
16) Hedenstrom P, Nilsson B, Andersson C, et al. A personalized treatment of gastrointestinal stromal tumors is enabled by analyzing endoscopic ultrasound-guided biopsies：a prospective, ten-year cohort study. United European Gastroenterology Journal. Conference：24th United European Gastroenterology Week, UEG 2016. Austria. 2016；4（5 Supplement 1）：A 599.
17) Hedenström P, Marschall HU, Nilsson B, et al. High clinical impact and diagnostic accuracy of EUS-guided biopsy sampling of subepithelial lesions：a prospective, comparative study. Surg Endosc. 2017；32：1304-13.

画像 2 (BQ) GIST 患者の病期診断や再発診断に CT，MRI は有用か

推奨

GIST 患者の病期診断や再発診断に CT，MRI を行うことを強く推奨する

推奨の強さ：1（強い） エビデンスの強さ：B（中） 合意率：82.4%（14/17 名）

解説

GIST の病期診断，再発診断は通常 CT，とくに体幹部造影 CT が行われる。ヨード造影剤が禁忌の症例あるいは CT で判断が困難な場合には MRI も行われる。CT，MRI を行う有用性について，画像検査を行わない場合と比較した報告はなく，本 BQ に対する直接的なエビデンスはないが，臨床上，CT，MRI は病期診断，再発診断を必要とする GIST 患者にルーチンで使用されており，これを代替する手法も確立されていないことから，スタンダードとしての位置づけとなっている。よって，GIST 患者において病期診断や再発診断が必要な場合に使用するモダリティとして CT，MRI を強く推奨する。

ただし，個々の症例における病期診断，あるいは再発診断の必要性については別の議論を要し，本 BQ では網羅していないことには注意を要する。CT は少ないながらも放射線被ばくや造影剤投与に関するリスクを伴い，医療経済的観点の上でも，過度な検査は避けるべきである。リスク・ベネフィットに応じて検査適応を決めるべきであることは言うまでもない。早期再発診断を目的とした無症状者に対する術後定期フォローについては，十分な科学的根拠をもった術後サーベイランスの基準・方法は確立されておらず，生存率への寄与を示す報告もない。今後の検討が待たれる。

検索資料・ハンドサーチ

本 BQ に対する文献検索の結果，PubMed 196 編（検索年代：2013 年以降），Cochrane 11 編（検索年代：全期間）の文献が抽出され，これにハンドサーチ文献 7 編を追加して，計 191 編がスクリーニング対象となった。2 回のスクリーニングを経て抽出された 7 編の論文を対象に，定性的システマティックレビューを実施した[1-7]。

参考文献

1) Joensuu H, Reichardt P, Eriksson M, et al. Gastrointestinal stromal tumor：a method for optimizing the timing of CT scans in the follow-up of cancer patients. Radiology. 2014；271：96-103.

2) Cai PQ, Lv XF, Tian L, et al. CT Characterization of Duodenal Gastrointestinal Stromal Tumors. AJR Am J Roentgenol. 2015；204：988-93.

3) Plumb AA, Kochhar R, Leahy M, et al. Patterns of recurrence of gastrointestinal stromal tumour（GIST）following complete resection：implications for follow-up. Clin Radiol. 2013；68：770-5.

4) Ghanem N, Altehoefer C, Furtwängler A, et al. Computed tomography in gastrointestinal stromal tumors. Eur Radiol. 2003；13：1669-78.

5) Samiian L, Weaver M, Velanovich V. Evaluation of gastrointestinal stromal tumors for recurrence rates and patterns of long-term follow-up. Am Surg. 2004；70：187-91.

6) Yu MH, Lee JM, Baek JH, et al. MRI features of gastrointestinal stromal tumors. AJR Am J Roentgenol. 2014；203：980-91.
7) Tateishi U, Hasegawa T, Satake M, et al. Gastrointestinal stromal tumor. Correlation of computed tomography findings with tumor grade and mortality. J Comput Assist Tomogr. 2003；27：792-8.

画像 3（BQ） GIST 患者の病期診断や再発診断に FDG-PET/CT は有用か

推奨

GIST 患者の病期診断や再発診断に FDG-PET/CT を行うことを弱く推奨する

推奨の強さ：2（弱い） エビデンスの強さ：C（弱） 合意率：94.1%（16/17 名）

解説

病期診断，再発診断における FDG-PET/CT の有用性については，予後改善効果について検証した文献はないが，病変検出の診断成績について CT 等の従来法と対比して検証した報告がある。Gayed らは，54 例，122 病変の GIST の検証にて，病期診断における診断成績は，CT は感度 93%，特異度 100%，FDG-PET は感度 86%，特異度 98%であり，両者に統計学的有意差はなかったと報告している[1]。偽陰性を生じた病変の傾向が CT と FDG-PET で異なり，FDG-PET では肝・肺・腹膜の小病変が，CT では骨（扁平骨）の病変が偽陰性になったとしている。また本邦の多施設共同研究で 41 例の GIST をまとめた Kaneta らの報告では，病期診断目的に撮像された 8 例のうち 1 例に FDG-PET で新たに腹膜播種が，また再発診断 33 例のうち 2 例に新たに転移（肝，骨，腸）が見つかったとしている[2]。病期診断では 2 例偽陰性（胃・小腸病変），再発診断では 2 例偽陰性（小さな肝転移），1 例偽陽性（食道）が報告されている。

FDG-PET/CT は空間分解能の限界で小さな転移巣がしばしば偽陰性となる傾向があるものの，CT と比較して病期診断・再発診断における転移巣の診断能に有意差は示されておらず，病期診断・再発診断に使用することは可能であると考えられる。日常臨床においても，CT，MRI で判断に迷う場合などに FDG-PET/CT を施行している施設もある。さらに GIST における FDG 集積が悪性度や予後と関係したとする報告があり，FDG-PET/CT を行うことで腫瘍の質的な追加情報を得られる可能性もある。しかしながら，GIST の病期診断・再発診断に FDG-PET/CT を行う有用性を示すエビデンスは不十分であり，また，造影 CT との併用が必要なのか，FDG-PET のみに置換してもよいのかについても明確な答えはない。FDG-PET/CT は被ばく，コスト，可用性，保険の査定条件が都道府県によって異なるなどの問題があり，益と害のバランスを総合的に見ればやや益が勝るものの，エビデンスとして強いものはない。以上より，GIST の病期診断・再発診断に行うことを弱く推奨する，とした。

検索資料・ハンドサーチ

本 BQ に対する文献検索の結果，PubMed 113 編（検索年代：2013 年以降），Cochrane 3 編（検索年代：全期間）の文献が抽出され，これにハンドサーチ文献 1 編を追加して，計 117 編がスクリーニング対象となった。2 回のスクリーニングを経て抽出された 7 編の論文を対象に，定性的システマティックレビューを実施した[1-7]。

参考文献

1) Gayed I, Vu T, Iyer R, et al. The role of 18 F-FDG PET in staging and early prediction of response to therapy of recurrent gastrointestinal stromal tumors. J Nucl Med. 2004；45：17-21.
2) Kaneta T, Takahashi S, Fukuda H, et al. Clinical significance of performing 18 F-FDG PET on patients with gastrointestinal stromal tumors：a summary of a Japanese multicenter study. Ann Nucl Med. 2009；23：459-64.
3) Kim SJ, Lee SW. Performance of F-18 FDG PET/CT for predicting malignant potential of gastrointestinal stromal tumors：A systematic review and meta-analysis. J Gastroenterol Hepatol. 2018；33：576-82.
4) Goerres GW, Stupp R, Barghouth G, et al. The value of PET, CT and in-line PET/CT in patients with gastrointestinal stromal tumours：long-term outcome of treatment with imatinib mesylate. Eur J Nucl Med Mol Imaging. 2005；32：153-62.
5) Winant AJ, Gollub MJ, Shia J, et al. Imaging and clinicopathologic features of esophageal gastrointestinal stromal tumors. AJR Am J Roentgenol. 2014；203：306-14.
6) Schmidt S, Dunet V, Koehli M, et al. Diffusion-weighted magnetic resonance imaging in metastatic gastrointestinal stromal tumor（GIST）：a pilot study on the assessment of treatment response in comparison with 18 F-FDG PET/CT. Acta Radiol. 2013；54：837-42.
7) Koch MR, Jagannathan JP, Shinagare AB, et al. Imaging features of primary anorectal gastrointestinal stromal tumors with clinical and pathologic correlation. Cancer Imaging. 2013；12：557-65.

画像 4（CQ） GISTに対する薬物療法の治療効果判定にFDG-PET/CTの追加は有用か

推奨

GISTに対する薬物療法の治療効果判定にFDG-PET/CTを追加することを弱く推奨する

推奨の強さ：2（弱い）　エビデンスの強さ：C（弱）　合意率：100％（17/17名）

解説

FDG-PETは腫瘍の代謝変化を捉えることが可能である。海外ではFDG-PET/CTを用いた薬物治療の効果判定を行う際の基準がEORTCによって定義され，ベースラインと比較したSUV値の変化に基づく[1]。また，Positron Emission Tomography Response Criteria In Solid Tumors 1.0（PERCIST 1.0）というRECISTに準拠した判定基準も存在する[2]。薬物療法の回数やFDG-PET/CTの検査間隔はプロトコールによって異なるが，フレア現象（薬物療法開始後，奏効しているにも関わらず免疫細胞などの活動性の亢進のためにFDGの集積が増加する現象）を考慮し[3]，薬物療法開始後の検査は少なくとも10日以上間隔を空けることが推奨されている[2]。しかし，FDG-PET/CTは2010年4月にGISTの病期診断，転移または再発診断に対する保険適用が認められたものの，薬物療法の効果判定に対してはまだ認可されていない。

GISTの薬物療法における効果判定のためにFDG-PET/CTを通常の検査であるCTに追加することは有効かどうか，検討をした比較研究は少ない。したがって，本邦においてはGISTの薬物療法における効果判定を目的として，CTを使用したフォローアップが一般に行われているが，患者の予後向上，QOL の向上に繋がる十分な根拠はない。

システマティックレビューの結果，薬物療法における効果判定のために CT のみで評価した場合と FDG-PET を追加した場合の効果指標を診断オッズ比として算出したところ，統合値は 5.657（95%CI：2.634-12.15, $p<0.001$）となり，FDG-PET/CT を追加した場合，有意に診断オッズ比が高く，GIST の薬物療法における効果判定に有用であることが判明した[4-8]。唯一，18 例の症例集積研究で使用された FDG-PET/CT は coincidence PET であり，現在，一般臨床ではあまり使用されていないものであったが，イマチニブ 400 mg/日または 800 mg/日を投与された GIST 患者全例を対象に治療成功期間（time to treatment failure；TTF）をエンドポイントとして評価した報告があった。すべての報告において共通している点は CT でのサイズ変化よりも PET での代謝の変化を評価することで，より的確な治療効果や予後を予測することが可能であったということである。ただし，CT も FDG-PET/CT も少ないながら放射線被ばくを伴う検査であるため，GIST の全症例における効果判定に両者を毎回施行することはできない。このリスク・ベネフィットを検討した報告は検索した文献には見当たらず，今後の課題であることは言うまでもない。

FDG-PET は 2010 年 4 月に GIST の病期診断，転移・再発診断に対する保険適用が認められたものの，薬物療法効果判定に対してはまだ認可されていない状況である。本定性的システマティックレビューにより FDG-PET/CT を追加した方がより正確に効果判定が実施できることは明白であり，また既に海外では使用されている検査であるため，将来の保険適用を十分に期待し，本 CQ に対し推奨をあえて記載するものである。

以上のような背景を踏まえ，本邦では GIST の薬物療法における効果判定のために CT を用いるが，FDG-PET/CT を追加した方がより正確に判定できるため，特に腹膜播種のリスクが高い症例においては施行することが望ましいと考えられる[4-8]。

画像診断領域

検索資料・ハンドサーチ

本 CQ に対する文献検索の結果，PubMed 183 編（検索年代：2013 年以降），Cochrane 30 編（検索年代：全期間）の文献が抽出され，これにハンドサーチ文献 1 編を追加して，計 214 編がスクリーニング対象となった。2 回のスクリーニングを経て抽出された 5 編の論文を対象に，定性的システマティックレビューおよびメタアナリシスを実施した[1-5]。

参考文献

1) Young H, Baum R, Cremerius U, et al. Measurement of clinical and subclinical tumor response using[18F]-fluorodeoxyglucose and positron emission tomography：review and 1999 EORTC recommendations. European Organization for Research and Treatment of Cancer (EORTC) PET Study Group. Eur J Cancer. 1999；35：1173-82.
2) Wahl RL, Jacene H, Kasamon Y, et al. From RECIST to PERCIST：Evolving Considerations for PET response criteria in solid tumors. J Nucl Med. 2009；50 Suppl 1：122S-50S.
3) Demetri GD, von Mehren M, Antonescu CR, et al. NCCN Task Force report：update on the management of patients with gastrointestinal stromal tumors. J Natl Compr Canc Netw. 2010；8 Suppl 2：S1-41.
4) Chacón M, Eleta M, Espindola AR, et al. Assessment of early response to imatinib 800 mg after 400 mg progression by ^{18}F-fluorodeoxyglucose PET in patients with metastatic gastrointestinal stromal tumors. Future Oncol. 2015；11：953-64.
5) Choi H, Charnsangavej C, Faria SC, et al. Correlation of computed tomography and positron emission

tomography in patients with metastatic gastrointestinal stromal tumor treated at a single institution with imatinib mesylate：proposal of new computed tomography response criteria. J Clin Oncol. 2007；25：1753-9.

6) Goldstein D, Tan BS, Rossleigh M, et al. Gastrointestinal stromal tumours：correlation of F-FDG gamma camera-based coincidence positron emission tomography with CT for the assessment of treatment response--an AGITG study. Oncology. 2005；69：326-32.

7) Stroobants S, Goeminne J, Seegers M, et al. 18FDG-Positron emission tomography for the early prediction of response in advanced soft tissue sarcoma treated with imatinib mesylate (Glivec). Eur J Cancer. 2003；39：2012-20.

8) Yokoyama K, Tsuchiya J, Nakamoto Y, et al. Additional value of [^{18}F] FDG PET or PET/CT for response assessment of patients with gastrointestinal stromal tumor undergoing molecular targeted therapy：A meta-analysis. Diagnostics (Basel). 2021；11：475.

病理診断領域

1 総論

1 GISTの病理診断

(1) 組織像と免疫染色

GISTは組織学的に紡錘形細胞あるいは類上皮細胞からなる[1-3]。紡錘形細胞型では腫瘍細胞が束状あるいは渦巻き状に配列し，小腸発生例ではしばしばskeinoid fiberと呼ばれる好酸性物質の沈着を伴う。類上皮細胞型では円形核を有する上皮様細胞が一様にシート状に増殖し，しばしば粘液腫状基質を伴う。いずれの細胞型においても，種々の程度に出血，壊死を伴うことがある。

免疫染色では95%の症例でKITが陽性で，60〜80%にCD34が陽性である[1-3]。平滑筋アクチン，S-100蛋白の陽性率はそれぞれ20〜40%，5%程度である。GISTの約5%が免疫染色でKIT陰性であるが，その多くが胃に発生し，類上皮細胞形態を示し，*PDGFRA*遺伝子変異を有する。DOG1は，KIT陽性・陰性に関わらず，ほとんど（95%以上）のGISTで陽性になり，診断的価値が高い。

(2) 鑑別診断

GISTと鑑別すべき腫瘍のうち，主に紡錘形細胞から成る腫瘍としては，平滑筋腫，平滑筋肉腫，神経鞘腫，デスモイド，炎症性筋線維芽細胞腫瘍(inflammatory myofibroblastic tumor；IMT)，孤立性線維性腫瘍（solitary fibrous tumor；SFT）などがある。類上皮細胞からなる腫瘍としては，低分化癌，カルチノイド（神経内分泌腫瘍），悪性黒色腫，グロームス腫瘍，PEComaなどがある[1)]。

2 GISTの再発リスク分類

(1) 分類方法

転移のみられないGISTの場合には，良性または悪性と診断するのではなく，腫瘍径と核分裂像数を組み合わせた再発リスク分類が行われ，超低リスク（very low risk）・低リスク（low risk）・中リスク（intermediateまたはmoderate risk）・高リスク（high risk）に分類される。早くからいわゆるFletcher/NIH分類（表1）が用いられてきた[2)]。GISTは腫瘍発生部位により予後が異なることが示唆されており，腫瘍径，核分裂像数とともに発生部位を考慮に入れた，いわゆるMiettinen/AFIP分類も再発リスクを推定する基準として用いられている（表2）[3)]。さらに局所再発・腹膜播種の強い危険因子である腫瘍破裂を加えたmodified Fletcher/Joensuu分類が，再発高リスク群を効率的に選択する分類法として有用と報告されている（表3）[4,5)]。

同じ腫瘍でも，用いる分類方法によりリスク評価が異なる場合がある。また，これらの分類では，腫瘍径や核分裂像数が基準値の境界付近の場合，判定によりリスク評価が大きく変わる場合がある。一方，Contour mapsは腫瘍径と核分裂像数・部位・腫瘍破裂を指標として再発

表 1 Fletcher/NIH コンセンサス分類[2)]

再発リスク分類	腫瘍径（cm）	核分裂像数（/50HPFs）
very low	＜2	＜5
low	2-5	＜5
intermediate	＜5	6-10
	5-10	＜5
high	＞5	＞5
	＞10	核分裂像数に関わらず
	腫瘍径に関わらず	＞10

訳者注：HPFs, high-power-fields（強拡大視野）

表 2 Miettinen/AFIP 分類[3)]

腫瘍因子		再発リスク分類（%）* ¶			
腫瘍径（cm）	核分裂像数（/50HPFs）‖	胃	小腸	十二指腸	直腸
≦2	≦5	none（0）	none（0）	none（0）	none（0）
＞2-≦5	≦5	very low（1.9）	low（4.3）	low（8.3）	low（8.5）
＞5-≦10	≦5	low（3.6）	moderate（24）	high（34）‡	high（57）‡
＞10	≦5	moderate（12）	high（52）		
≦2	＞5	none（0）†	high（50）†	データ無し§	high（54）
＞2-≦5	＞5	moderate（16）	high（73）	high（50）	high（52）
＞5-≦10	＞5	high（55）	high（85）	high（86）‡	high（71）‡
＞10	＞5	high（86）	high（90）		

*多数例の長期間観察データに基づく，再発・転移のパーセンテージである。
†該当症例数が少ない。
‡症例数が少なく，該当する上下のグループを合算したデータである。
§該当する症例がなかったため，データ無しとしている。
‖本分類における強拡大 50 視野は約 5 mm^{2}に相当する。
¶訳者注：リスクカテゴリー none は very low とほぼ同等と見なすことが可能である。

表 3 modified Fletcher/Joensuu 分類[4,5)]

腫瘍因子		再発リスク分類	
腫瘍径（cm）	核分裂像数（/50HPFs）†	胃	胃以外
≦2	≦5	very low	very low
＞2-≦5	≦5	low	low
＞5-≦10	≦5	intermediate	high
≦2	＞5-≦10	intermediate	high
＞2-≦5	＞5-≦10	intermediate	high
＞5-≦10	＞5-≦10	high	high
腫瘍径＞10 cm（核分裂像数に関わらず）		high	high
核分裂像数＞10/50HPFs（腫瘍径に関わらず）		high	high
腫瘍破裂あり（腫瘍径，核分裂像数に関わらず）		high	high

訳者注：文献 4 で提唱され，文献 5 で改訂されている。本ガイドラインでは文献 5 の内容を維持しつつ，表の構成を改変した。
†訳者注：原文には強拡大 50 視野の定義に関する記載はないが，本ガイドラインにおいては 5 mm^{2}に置き換える。

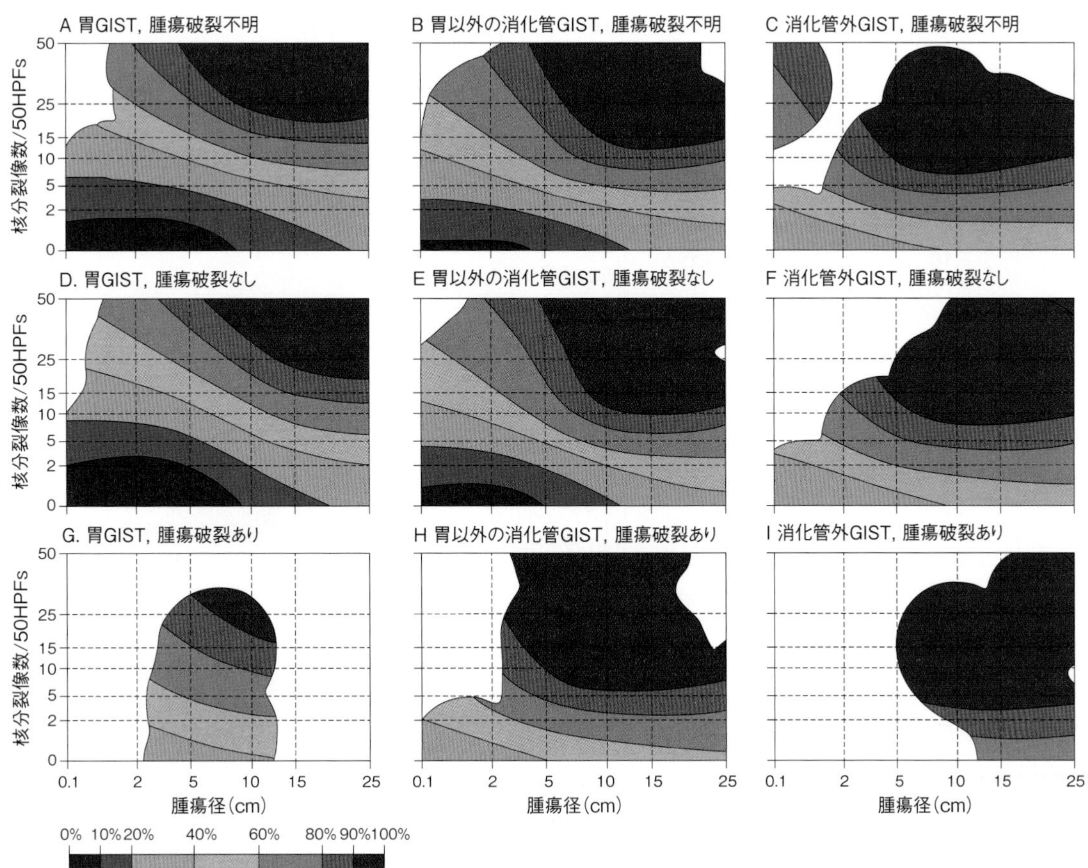

図1 Contour maps（術後10年での再発確率）[6)]

リスクを10〜20%刻みの数値としてマッピングされたエリアで示しており，患者に対し再発の頻度を具体的に説明するうえで有用とされている（図1）[6)]。

(2) 核分裂像数の計測方法

核分裂像数の記載に際し，顕微鏡の接眼レンズ視野数（直径）に注意すべきである。例えば，いわゆるMiettinen分類では50視野あたりの核分裂像数を用いているが，視野数14の接眼レンズと倍率40倍の対物レンズの場合，強拡大50視野（50 high-power-fields；HPFs）の合計面積が約5 mm^2になる。病理診断において汎用されている視野数22の接眼レンズと40倍の対物レンズの顕微鏡を用いた場合には，強拡大21視野分の合計面積が約5 mm^2に相当する（もし，このレンズの条件でカウントした場合の強拡大50視野（50HPFs）の合計面積は5 mm^2を遥かに超え，核分裂像数を過大評価してしまうことになる）。顕微鏡や観察者間での差異をなくすべく，5 mm^2換算での核分裂像数の記載が推奨される[7)]。表4に接眼レンズ視野数と視野面積などの換算表を記載した（例：接眼レンズ視野数22の顕微鏡の場合，強拡大21視野の合計面積は5 mm^2であるため，21視野での核分裂像数をカウントする。または，強拡大50視野の合計面積11.9 mm^2×0.42＝5 mm^2であるため，50視野での核分裂像数をカウントし，×0.42して換算する）。

表4　顕微鏡の接眼レンズ視野数と視野面積の関係

顕微鏡視野数	視野直径(mm)	1視野面積(mm^2)	上段：各視野数での5 mm^2相当の視野の数 下段：各視野数での強拡大50視野の合計面積，ならびに5 mm^2相当への換算式
14	0.35	0.096	52.1 50視野＝4.8 mm^2，×1.04
16	0.40	0.126	39.7 50視野＝6.3 mm^2，×0.79
18	0.45	0.159	31.4 50視野＝7.95 mm^2，×0.63
20	0.50	0.196	25.5 50視野＝9.8 mm^2，×0.51
22	0.55	0.238	21 50視野＝11.9 mm^2，×0.42
24	0.60	0.283	17.7 50視野＝14.15 mm^2，×0.35
26	0.65	0.332	15.1 50視野＝16.6 mm^2，×0.30

3　GISTの遺伝子異常

GISTではc-*kit*遺伝子変異が最も多く，特にexon 11変異はGIST全体の70～80%に存在する[8-10]。c-*kit*遺伝子exon 11変異例のほとんどが紡錘形細胞形態を呈し，悪性度は様々であるが，codon557-558を含む欠失型変異例は，外科切除後無治療の場合，再発リスクが高い傾向がある[10]。exon 9変異は5～10%程度であり，その多くは小腸に発生し，紡錘形細胞形態を示し，再発リスクが高い傾向がある。exon 8, 13, 17変異は非常に稀である。

*PDGFRA*遺伝子変異は10%程度で，exon 18に最も多く，稀にexon 12, 14に認められる[8,11]。*PDGFRA*遺伝子変異例のほとんどは胃に発生し，類上皮細胞型で，経過は比較的緩徐な傾向がある。GISTの10%前後はc-*kit*/*PDGFRA*遺伝子には変異の無い，いわゆる野生型GISTであるが，その多くがSDH欠失またはNF1関連であり，極めて稀に*BRAF*や*RAS*などの変異を有する場合がある[8]。

なお，*PDGFRA*遺伝子のexon 18 D842V変異を有するGIST，SDH欠失GIST，NF1関連GIST，*BRAF*遺伝子変異を有するGISTなど，イマチニブの効果が期待できない可能性が高い遺伝子異常があることに留意が必要である。

参考文献

1) Hirota S. Differential diagnosis of gastrointestinal stromal tumor by histopathology and immunohistochemistry. Transl Gastroenterol Hepatol. 2018；3：27.
2) Fletcher CD, Berman JJ, Corless C, et al. Diagnosis of gastrointestinal stromal tumors：A consensus approach. Hum Pathol. 2002；33：459-65.
3) Miettinen M, Lasota J. Gastrointestinal stromal tumors：pathology and prognosis at different sites. Semin Diagn Pathol. 2006；23：70-83.
4) Joensuu H. Risk stratification of patients diagnosed with gastrointestinal stromal tumor. Hum Pathol. 2008；39：1411-9.

5) Rutkowski P, Bylina E, Wozniak A, et al. Validation of the Joensuu risk criteria for primary resectable gastrointestinal stromal tumour- the impact of tumour rupture on patient outcomes. Eur J Surg Oncol. 2011；37：890-6.
6) Joensuu H, Vehtari A, Riihimäki J, et al. Risk of recurrence of gastrointestinal stromal tumour after surgery：an analysis of pooled population-based cohorts. Lancet Oncol. 2012；13：265-74.
7) Casali PG, Abecassis N, Aro HT, et al；ESMO Guidelines Committee and EURACAN. Gastrointestinal stromal tumours：ESMO-EURACAN Clinical Practice Guidelines for diagnosis, treatment and follow-up. Ann Oncol. 2018；29（Suppl 4）：iv68-78.
8) Yamamoto H, Oda Y. Gastrointestinal stromal tumor：recent advances in pathology and genetics. Pathol Int. 2015；65：9-18.
9) Hirota S, Isozaki K, Moriyama Y, et al. Gain-of-function mutations of c-kit in human gastrointestinal stromal tumors. Science. 1998；279：577-80.
10) Martín J, Poveda A, Llombart-Bosch A, et al；Spanish Group for Sarcoma Research. Deletions affecting codons 557-558 of the c-KIT gene indicate a poor prognosis in patients with completely resected gastrointestinal stromal tumors：a study by the Spanish Group for Sarcoma Research（GEIS）. J Clin Oncol. 2005；23：6190-8.
11) Heinrich MC, Corless CL, Duensing A, et al. PDGFRA activating mutations in gastrointestinal stromal tumors. Science. 2003；299：708-10.

2 CQ

病理 1（BQ） GIST の鑑別には HE 染色での形態診断と KIT 免疫染色は有用か

推奨

GIST の鑑別には HE 染色での形態診断と KIT 免疫染色を行うことを強く推奨する

推奨の強さ：1（強い） エビデンスの強さ：C（弱） 合意率：100%（17/17 名）

解説

GIST は HE 染色標本で，紡錘形細胞あるいは類上皮細胞の形態を示し，時に両者が混在する場合もある。免疫染色では 95%の GIST が KIT 陽性を示す。HE 染色で組織像が GIST として矛盾なく，KIT が陽性と判断されれば GIST と診断できる[1-3]。GIST の鑑別診断として代表的な紡錘形細胞腫瘍は，平滑筋腫・平滑筋肉腫・神経鞘腫・デスモイド・炎症性筋線維芽細胞腫瘍（inflammatory myofibroblastic tumor；IMT）・孤立性線維性腫瘍（solitary fibrous tumor；SFT）であり，類上皮細胞腫瘍は低分化癌・神経内分泌腫瘍・悪性黒色腫・グロームス腫瘍などがある。これらの腫瘍の大半は，通常 KIT 陰性であり，KIT 免疫染色が鑑別に有用である。ただし，神経内分泌癌や悪性黒色腫は KIT 陽性となることがあるため，注意が必要である。

免疫染色で用いられる抗 KIT 抗体には，ウサギモノクローナル抗体とウサギポリクローナル抗体がある[4,5]。KIT 免疫染色に際し，特にポリクローナル抗体では不適切な賦活化処理などによっては偽陽性を起こすことがあり[4]，また組織固定の条件などによっては偽陰性となることもあるため，施設ごとに免疫条件の精度管理を適切に行う必要がある。

本BQ に関連する大多数の論文が後ろ向き症例集積研究であり，エビデンスの強さは弱いが，専門家が議論し，既に実臨床に広く浸透していると考えられるため，推奨の強さは「強い」とした。

検索資料・ハンドサーチ

本BQに対する文献検索の結果，PubMed 47編（検索年代：2013年以降），Cochrane 0編（検索年代：全期間）の文献が抽出され，これにハンドサーチ文献4編を追加して，計51編がスクリーニング対象となった。2回のスクリーニングを経て抽出された6編の論文を対象に，定性的システマティックレビューを実施した。

参考文献

1) Yamaguchi U, Hasegawa T, Masuda T, et al. Differential diagnosis of gastrointestinal stromal tumor and other spindle cell tumors in the gastrointestinal tract based on immunohistochemical analysis. Virchows Arch. 2004；445：142-50.
2) Miettinen M, Sobin LH, Sarlomo-Rikala M. Immunohistochemical spectrum of GISTs at different sites and their differential diagnosis with a reference to CD117（KIT）. Mod Pathol. 2000；13：1134-42.
3) Hasegawa T, Matsuno Y, Shimoda T, et al. Gastrointestinal stromal tumor：consistent CD117 immunostaining for diagnosis, and prognostic classification based on tumor size and MIB-1 grade. Hum Pathol. 2002；33：669-76.
4) Lucas DR, al-Abbadi M, Tabaczka P, et al. c-Kit expression in desmoid fibromatosis. Comparative immunohistochemical evaluation of two commercial antibodies. Am J Clin Pathol. 2003；119：339-45.
5) Saito M, Sakurai S, Motegi A, et al. Comparative study using rabbit-derived polyclonal, mouse-derived monoclonal, and rabbit-derived monoclonal antibodies for KIT immunostaining in GIST and other tumors. Pathol Int. 2007；57：200-4.

病理 2（BQ） GISTの鑑別診断にKIT以外の免疫染色は有用か

推奨

GISTの鑑別診断にKIT以外の免疫染色も併用することを強く推奨する

推奨の強さ：1（強い）　エビデンスの強さ：C（弱）　合意率：88.2%（15/17名）

解説

GISTの診断において，DOG1は感度・特異度ともに高く，ほとんどの症例（95%以上）が陽性である。GISTの約5%は免疫染色でKIT陰性であるが，基本的にはDOG1陽性である[1)]。SDH欠失型GISTでは，SDHB免疫染色が陰性となる[2)]。GIST以外の腫瘍は，KIT・DOG1以外の特徴的な免疫染色パターンを示す[3)]。DesminはGISTで陽性になることは稀であり，たとえ陽性であっても部分的な発現に留まるのに対し，平滑筋腫ではびまん性に強発現する。平滑筋腫の腫瘍細胞自体はKIT陰性であるが，しばしばKIT陽性の肥満細胞やカハール介在細胞が多数混在することがあるため，GISTと誤認しないよう注意が必要である。CD34はGISTの60〜80%に陽性である。孤立性線維性腫瘍（solitary fibrous tumor；SFT）はCD34陽性であるが，STAT6の核発現が特徴であり，GISTと鑑別できる。デスモイドはβ-cateninが陽性

(核発現)，炎症性筋線維芽細胞腫瘍（inflammatory myofibroblastic tumor；IMT）はALKが陽性になり，GISTとの鑑別に有用である。S-100蛋白はほとんどのGISTで陰性であり，陽性の場合でも部分的な発現に留まり，神経鞘腫や悪性黒色腫のようなびまん性発現は通常，認められない。

免疫染色を行った後にもGISTか否かの確定診断に至らない場合は，GISTの病理診断に精通した専門家へのコンサルトを考慮する。

本BQに関連する大多数の論文が後ろ向き症例集積研究であり，エビデンスの強さは弱いが，専門家が議論し，既に実臨床に広く浸透していると考えられるため，推奨の強さは「強い」とした。

検索資料・ハンドサーチ

本BQに対する文献検索の結果，PubMed 155編（検索年代：2013年以降），Cochrane 2編（検索年代：全期間）の文献が抽出され，これにハンドサーチ文献2編を追加して，計159編がスクリーニング対象となった。2回のスクリーニングを経て抽出された19編の論文を対象に，定性的システマティックレビューを実施した。

参考文献

1) Miettinen M, Wang ZF, Lasota J. DOG1 antibody in the differential diagnosis of gastrointestinal stromal tumors：a study of 1840 cases. Am J Surg Pathol. 2009；33：1401-8.
2) Miettinen M, Wang ZF, Sarlomo-Rikala M, et al. Succinate dehydrogenase-deficient GISTs：a clinicopathologic, immunohistochemical, and molecular genetic study of 66 gastric GISTs with predilection to young age. Am J Surg Pathol. 2011；35：1712-21.
3) Hirota S. Differential diagnosis of gastrointestinal stromal tumor by histopathology and immunohistochemistry. Transl Gastroenterol Hepatol. 2018；3：27.

病理 3 (BQ) 免疫染色でKIT陰性または弱陽性のGISTの診断に遺伝子解析は有用か

推奨

免疫染色でKIT陰性または弱陽性のGISTの診断に遺伝子解析を行うことを弱く推奨する

推奨の強さ：2（弱い）　エビデンスの強さ：C（弱）　合意率：100%（12/12名）

解説

GISTの約5%は免疫染色でKIT陰性である。特に*PDGFRA*変異例はしばしばKITが陰性または弱陽性を示す[1,2]。また，検体の固定状態により，KITが弱陽性になる可能性もある。病理2（BQ）で述べた通り，DOG1やその他の免疫染色を補助的に用いることにより組織標本のみからGISTと診断できる場合が多いと考えられるが，遺伝子解析で*c-kit*または*PDGFRA*遺伝子変異を確認すれば，より確実にGISTの診断を得られる。なお，極めて稀な例として，脱分化を示すGISTでは，*c-kit*遺伝子変異が存在するにも関わらず，免疫染色でKITが陰性となりうることが報告されている[3]。

本BQに関連する大多数の論文が後ろ向き症例集積研究であり，エビデンスの強さは弱い。専門家が議論し，遺伝子解析を行うことの診断的な有用性に関しては一定のコンセンサスが得られているものの，検出された遺伝子型によって治療方針への影響は少ないと考えられるため，推奨の強さに関しては「弱い」とした。

検索資料・ハンドサーチ

本BQに対する文献検索の結果，PubMed 81編（検索年代：2013年以降），Cochrane 2編（検索年代：全期間）の文献が抽出され，これにハンドサーチ文献3編を追加して，計86編がスクリーニング対象となった。2回のスクリーニングを経て抽出された4編の論文を対象に，定性的システマティックレビューを実施した。

参考文献

1) Medeiros F, Corless CL, Duensing A, et al. KIT-negative gastrointestinal stromal tumors：proof of concept and therapeutic implications. Am J Surg Pathol. 2004；28：889-94.
2) Sakurai S, Hasegawa T, Sakuma Y, et al. Myxoid epithelioid gastrointestinal stromal tumor(GIST) with mast cell infiltrations：a subtype of GIST with mutations of platelet-derived growth factor receptor alpha gene. Hum Pathol. 2004；35：1223-30.
3) Antonescu CR, Romeo S, Zhang L, et al. Dedifferentiation in gastrointestinal stromal tumor to an anaplastic KIT-negative phenotype：a diagnostic pitfall：morphologic and molecular characterization of 8 cases occurring either de novo or after imatinib therapy. Am J Surg Pathol. 2013；37：385-92.

病理 4 (BQ) GISTは臓器別に頻度や悪性度に違いはあるか

推奨

GISTは臓器別に発生頻度や悪性度に違いが見られる

推奨の強さ：—　エビデンスの強さ：—　合意率：100%（17/17名）

解説

イマチニブに代表されるGIST治療薬登場以前と以後では，患者の予後が大きく変わっているため，まずGISTの“悪性度”が意味するところを定義する必要がある。イマチニブの登場以前，転移・再発GISTに対する有効な治療法はなかったため，腫瘍の転移・再発と患者の生命予後は相関していたと考えられる。しかし，イマチニブを含む分子標的薬の登場以降，転移・再発GIST患者の予後は劇的に改善しており，転移・再発と生命予後は必ずしも一致しない。本ガイドラインにおけるGISTの“悪性度”とは，腫瘍の転移・再発リスクを指すものとする。

これまでに複数のGISTの再発リスク分類が提唱されており[1-3]，これらのリスク分類を用いたその後の比較，観察研究でも，その有用性が確認されている[4,5]。いずれの報告でも，GISTは胃に最も多く発生し（50〜70%），次いで十二指腸および小腸（20〜30%），大腸（5〜10%，ほとんどは直腸に発生）に発生すると報告されており，まれに食道や腸間膜，大網にも発生するが，頻度は低い[1-5]。

胃原発GISTと比較し，胃以外に発生するGISTは転移・再発リスクが高いと報告されており，Miettinen分類では胃，小腸，十二指腸，直腸発生GIST，modified Fletcher分類では胃と胃以外に発生するGISTを区別して，リスク評価を行っている[2,3]。

本BQに関連する大多数の論文が後ろ向き症例集積研究であり，エビデンスの強さについて言及することは困難であるが，専門家が議論し，既に実臨床でコンセンサスが十分に得られていると考えられる。有用性を問うBQではないため，推奨の強さはつけていない。

検索資料・ハンドサーチ

本BQに対する文献検索の結果，PubMed 121編（検索年代：2013年以降），Cochrane 7編（検索年代：全期間）の文献が抽出され，計128編がスクリーニング対象となった。2回のスクリーニングを経て抽出された12編の論文を対象に，定性的システマティックレビューを実施した。

参考文献

1) Fletcher CD, Berman JJ, Corless C, et al. Diagnosis of gastrointestinal stromal tumors：A consensus approach. Hum Pathol. 2002；33：459-65.
2) Miettinen M, El-Rifai W, H L Sobin L, et al. Evaluation of malignancy and prognosis of gastrointestinal stromal tumors：a review. Hum Pathol. 2002；33：478-83.
3) Joensuu H, Vehtari A, Riihimäki J, et al. Risk of recurrence of gastrointestinal stromal tumour after surgery：an analysis of pooled population-based cohorts. Lancet Oncol. 2012；13：265-74.
4) Yanagimoto Y, Takahashi T, Muguruma K, et al Re-appraisal of risk classifications for primary gastrointestinal stromal tumors（GISTs）after complete resection：indications for adjuvant therapy. Gastric Cancer. 2015；18：426-33.
5) Liu X, Qiu H, Zhang P, et al；China Gastrointestinal Stromal Tumor Study Group（CN-GIST）. Prognostic factors of primary gastrointestinal stromal tumors：a cohort study based on high-volume centers. Chin J Cancer Res. 2018；30：60-71.

病理 5（BQ） GISTの悪性度評価に再発リスク分類は有用か

推奨

GISTの悪性度評価に再発リスク分類を行うことを強く推奨する

推奨の強さ：1（強い）　エビデンスの強さ：C（弱）　合意率：88.2%（15/17名）

解説

GISTのリスク分類は，いずれも再発の高リスク症例を効率的に抽出することが報告されており[1-3]，再発予測や術後補助療法の適応を決定するためにも，手術検体をいずれかのリスク分類に基づいて正しく評価することが重要である。

各リスク分類（表1〜3）を用いて個別の症例を評価した場合，一部では異なったリスク群に振り分けられるGIST症例が出てくるが，上記のリスク分類のいずれにおいても基本的には高リスク群を効率的に抽出できるものと考えられ，現状ではいずれの分類を用いることも許容範囲内である。表1から表3によるリスク評価が非連続的である（境界領域付近の大きさや核分裂像数を持つ症例ではリスク評価が大きく変わる）のに対し，Contour maps（図 1）は連続的な指標として評価されており，再発の頻度を具体的に説明するうえで有用と考える[3]。

ただし，SDH 欠失型の GIST では，リスク分類のカテゴリーに関わらず遠隔転移が見られたとの報告もあり，転移予測が困難な可能性がある[4]。

本 BQ に関連する大多数の論文が後ろ向き症例集積研究であり，エビデンスの強さは弱いが，専門家が議論し，再発リスク分類の有用性については既に実臨床でコンセンサスが十分に得られていると考えられるため，推奨の強さは「強い」とした。

検索資料・ハンドサーチ

本 BQ に対する文献検索の結果，PubMed 271 編（検索年代：2013 年以降），Cochrane 21 編（検索年代：全期間）の文献が抽出され，計 292 編がスクリーニング対象となった。2 回のスクリーニングを経て抽出された 9 編の論文を対象に，定性的システマティックレビューを実施した。

参考文献

1) Fletcher CD, Berman JJ, Corless C, et al. Diagnosis of gastrointestinal stromal tumors：A consensus approach. Hum Pathol. 2002；33：459-65.
2) Miettinen M, El-Rifai W, H L Sobin L, et al. Evaluation of malignancy and prognosis of gastrointestinal stromal tumors：a review. Hum Pathol. 2002；33：478-83.
3) Joensuu H, Vehtari A, Riihimäki J, et al. Risk of recurrence of gastrointestinal stromal tumour after surgery：an analysis of pooled population-based cohorts. Lancet Oncol. 2012；13：265-74.
4) Mason EF, Hornick J. Conventional Risk Stratification Fails to Predict Progression of Succinate Dehydrogenase-deficient Gastrointestinal Stromal Tumors：A Clinicopathologic Study of 76 Cases. Am J Surg Pathol. 2016；40：1616-21.

病理 6 (BQ) GIST の悪性度（再発リスク）評価に生検は有用か

推奨

GIST の悪性度（再発リスク）評価は生検標本では行わないことを弱く推奨する

推奨の強さ：2（弱い）　エビデンスの強さ：C（弱）　合意率：87.5%（14/16 名）

解説

一般的に通常の内視鏡生検では GIST の組織は採取され難く組織学的診断は困難であるが，ボーリング生検や超音波内視鏡下吸引生検（endoscopic ultrasound-guided fine-needle aspiration biopsy；EUS-FNAB）等により十分な粘膜下の腫瘍組織が採取されれば，適切な免疫染色と併用して GIST の診断は可能である[1-3]。

しかし，悪性度（再発リスク）の評価には核分裂像数の計測が必須であり，核分裂像数の非常に多い症例では生検標本でも高リスクの推定は可能であるが，通常の生検標本では核分裂像数の計測に必要な視野面積（5 mm^2）を確保できず，また，同一腫瘍内でも不均一なこと（ばらつきが大きいこと）があるため，多くの症例ではリスク分類に基づいた正確な悪性度の評価は困難と考える。

Ki-67の免疫染色を併用して生検標本の悪性度を評価している報告もみられるが[2,3]，GISTにはリンパ球浸潤が目立つ症例も多く，そのような腫瘍ではKi-67の陽性率が過大に算出される危険性がある。また，核分裂像数と同様にKi-67の陽性率に偏りのみられる症例も多く，微小な生検標本を用いての評価は推奨されない。

本BQに関連する論文は後ろ向き症例集積研究が少数存在するのみで，エビデンスの強さは弱い。本解説は複数の専門家が文献と経験に基づいて議論した結果であり，推奨の強さも「弱い」とした。

検索資料・ハンドサーチ

本BQに対する文献検索の結果，PubMed 58編（検索年代：2013年以降），Cochrane 19編（検索年代：全期間）の文献が抽出され，計77編がスクリーニング対象となった。2回のスクリーニングを経て抽出された12編の論文を対象に，定性的システマティックレビューを実施した。

参考文献

1) Akahoshi K, Oya M, Koga T, et al. Clinical usefulness of endoscopic ultrasound-guided fine needle aspiration for gastric subepithelial lesions smaller than 2 cm. J Gastrointestin Liver Dis. 2014；23：405-12.
2) Hedenström P, Nilsson B, Demir A, et al. Characterizing gastrointestinal stromal tumors and evaluating neoadjuvant imatinib by sequencing of endoscopic ultrasound-biopsies. World J Gastroenterol. 2017；23：5925-35.
3) Kobara H, Mori H, Rafiq K, et al. Analysis of the amount of tissue sample necessary for mitotic count and Ki-67 index in gastrointestinal stromal tumor sampling. Oncol Rep. 2015；33：215-22.

病理 7 (BQ) GISTにおいてKIT免疫染色と*c-kit*遺伝子変異とは関係があるか

推奨

GISTにおいてKIT免疫染色と*c-kit*遺伝子変異とは明白な関係はない

推奨の強さ：—　エビデンスの強さ：—　合意率：100%（17/17名）

解説

GISTにおいて免疫染色でのKIT発現パターンは細胞質，細胞膜またはその組み合わせであり，時にゴルジ野の陽性像も観察されるが，*c-kit*遺伝子変異が存在するexonあるいは変異亜型とKIT免疫染色パターンの間には特定の関係は認められない[1)]。*PDGFRA*変異型GISTは免疫染色でしばしばKIT弱発現ないし陰性を示すが，KIT免疫染色陽性の場合もある。稀なGISTの亜型であるSDH欠失型や*NF1*, *BRAF*などの変異型でもKIT免疫染色はほとんどの場合陽性である[2-4)]。したがって，GISTにおいてKIT免疫染色パターンと*c-kit*遺伝子異常とは明白な関係はない。

本BQに関連する大多数の論文が後ろ向き症例集積研究であり，エビデンスの強さについて言及することは困難であるが，専門家が議論し，既に実臨床に広く浸透していると考えられる。

また有用性を問うBQではないため，推奨の強さはつけていない。

検索資料・ハンドサーチ

本BQに対する文献検索の結果，PubMed 54編（検索年代：2013年以降），Cochrane 1編（検索年代：全期間）の文献が抽出され，これにハンドサーチ文献6編を追加して，計61編がスクリーニング対象となった。2回のスクリーニングを経て抽出された8編の論文を対象に，定性的システマティックレビューを実施した。

参考文献

1) Rubin BP, Heinrich MC. Genotyping and immunohistochemistry of gastrointestinal stromal tumors：An update. Semin Diagn Pathol. 2015；32：392-9.
2) Doyle LA, Nelson D, Heinrich MC, et al. Loss of succinate dehydrogenase subunit B (SDHB) expression is limited to a distinctive subset of gastric wild-type gastrointestinal stromal tumours：a comprehensive genotype-phenotype correlation study. Histopathology. 2012；61：801-9.
3) Celestino R, Lima J, Faustino A, et al. Molecular alterations and expression of succinate dehydrogenase complex in wild-type KIT/PDGFRA/BRAF gastrointestinal stromal tumors. Eur J Hum Genet. 2013；21：503-10.
4) Yantiss RK, Rosenberg AE, Sarran L, et al. Multiple gastrointestinal stromal tumors in type Ⅰ neurofibromatosis：a pathologic and molecular study. Mod Pathol. 2005；18：475-84.

病理 8 (BQ) イマチニブ一次耐性GISTにおける遺伝子解析は有用か

推奨

イマチニブ一次耐性GISTにおいて遺伝子解析を行うことを弱く推奨する

推奨の強さ：2（弱い） エビデンスの強さ：D（非常に弱い） 合意率：94.1%（16/17名）

解説

切除不能・再発GISTと診断されてイマチニブが投与された場合に，イマチニブが一次耐性を示すケースがあるが，これは基本的にはGISTがイマチニブに一次耐性を示す遺伝子型であることを示している[1)]。c-*kit*遺伝子変異を有するGISTの大部分はイマチニブ感受性であるが，*PDGFRA*遺伝子変異を有するGISTは半数以上がイマチニブに一次耐性を示す。特に*PDGFRA*遺伝子のexon 18 D842V変異例はイマチニブの効果が低いとされている。また，数は少ないが，病理9（BQ）に記載しているような，c-*kit*遺伝子にも*PDGFRA*遺伝子にも変異の見られないGISTも基本的にイマチニブに一次耐性を示す。切除不能・再発GISTに対しては現在，チロシンキナーゼ阻害薬（tyrosine kinase inhibitor；TKI）のイマチニブ，スニチニブ，レゴラフェニブの3剤が使用され，イマチニブに一次耐性を示した場合にはスニチニブ，レゴラフェニブが順に投与されることになるので，どのような遺伝子異常を有するGISTであるのかを確認する必要性は必ずしもないと言える。しかしながら，例えば，イマチニブに一次耐性を示すことが多いc-*kit*遺伝子のexon 9変異を有するGISTにはスニチニブの方がより効果が期待できることから，遺伝子解析により *c-kit* 遺伝子の exon 9 変異を持つ GIST であることがわかっている場合には，イマチニブ耐性・不耐が確認されれば早めにスニチニブへ移行するための判断材料にはなり得る。また，切除不能・再発 GIST と診断されてイマチニブを投与されている症例でイマチニブに一次耐性を示す場合には，GIST の診断が誤っている可能性（本当は非 GIST である可能性）があり，*c-kit* 遺伝子・*PDGFRA* 遺伝子などの変異検索は，GIST の診断を確認するために有用な場合がある。以上より，イマチニブ一次耐性 GIST における遺伝子解析の有用性は限定的と考えられる。

本 BQ に関して，GIST における遺伝子解析の診療上の有用性に関しては専門家が議論し，一定のコンセンサスが得られていると考えられるが，関連論文の大多数は後ろ向き症例集積研究であり，エビデンスの強さは非常に弱く，推奨の強さは「弱い」とした。

検索資料・ハンドサーチ

本 BQ に対する文献検索の結果，PubMed 126 編（検索年代：2013 年以降），Cochrane 19 編（検索年代：全期間）の文献が抽出され，これにハンドサーチ文献 4 編を追加して，計 149 編がスクリーニング対象となった。2 回のスクリーニングを経て抽出された 7 編の論文を対象に，定性的システマティックレビューを実施した。

病理診断領域

参考文献

1) Miselli FC, Casieri P, Negri T, et al. c-Kit/PDGFRA gene status alterations possibly related to primary imatinib resistance in gastrointestinal stromal tumors. Clin Cancer Res. 2007；13：2369-77.

病理 9 (BQ) *c-kit*・*PDGFRA* 遺伝子以外の異常により発生する GIST はあるか

推奨

c-kit・*PDGFRA* 遺伝子以外の異常により発生する GIST がある

推奨の強さ：— エビデンスの強さ：— 合意率：100%（17/17 名）

解説

GIST ではその 75〜85% に *c-kit* 遺伝子変異，約 10% に *PDGFRA* 遺伝子変異がみられるが，残りの約 10% には *c-kit* 遺伝子にも *PDGFRA* 遺伝子にも変異が見られない。この中では NF1 患者関連 GIST が 1〜2%[1)]，*SDHB* 遺伝子異常の GIST が 2〜5%[2)]，*BRAF* 遺伝子変異を有する GIST が〜1%[3)]，上記のいずれにも遺伝子変異を認めないものが数% を占める。*KRAS* 遺伝子変異を有する GIST の報告があるが，その多くは分子標的薬治療後の二次耐性症例や高度に病勢の進行した症例において，*c-kit* 遺伝子変異に付加された変異として認められるものと考えられている[4)]。また，*NTRK* 融合遺伝子変異を有する GIST の報告があるが，最近では *NTRK* 融合遺伝子変異を有する消化管間葉系腫瘍は基本的に非 GIST であると報告され[5)]，*NTRK* 融合遺伝子変異を有する GIST の存否については確定的な結論に至っていない。

なお，SDH 欠失 GIST や NF1 関連 GIST，*BRAF* 遺伝子変異を有する GIST など，*c-kit*・

PDGFRA 遺伝子以外の異常により発生する GIST にはイマチニブの効果が期待できない可能性が高いことに留意が必要であり，そのような遺伝子異常が判明している場合には，イマチニブによる術前・術後補助療法は安易に行うべきではない。また，特定の c-*kit*, *PDGFRA* 遺伝子変異例もイマチニブの効果が低いとされている。GIST の遺伝子異常とイマチニブの効果の関係に関しては，病理 8（BQ）も参照されたい。

c-*kit*・*PDGFRA* 遺伝子以外の異常により発生する GIST の診断・治療については，GIST や肉腫の専門病院にコンサルト・紹介することが望まれる。

本 BQ に関連する大多数の論文が後ろ向き症例集積研究であり，エビデンスの強さに言及することは困難であるが，既に多くの症例が報告されており，専門家の間でコンセンサスが十分に得られていると考えられる。有用性を問う BQ ではないため，推奨の強さはつけていない。

検索資料・ハンドサーチ

本 BQ に対する文献検索の結果，PubMed 75 編（検索年代：全期間），Cochrane 4 編（検索年代：全期間）の文献が抽出され，これにハンドサーチ文献 1 編を追加して，計 80 編がスクリーニング対象となった。2 回のスクリーニングを経て抽出された 14 編の論文を対象に，定性的システマティックレビューを実施した。

参考文献

1) Kinoshita K, Hirota S, Isozaki K, et al. Absence of c-kit gene mutations in gastrointestinal stromal tumours from neurofibromatosis type 1 patients. J Pathol. 2004；202：80-5.
2) Pasini B, McWhinney SR, Bei T, et al. Clinical and molecular genetics of patients with the Carney-Stratakis syndrome and germline mutations of the genes coding for the succinate dehydrogenase subunits SDHB, SDHC, and SDHD. Eur J Hum Genet. 2008；16：79-88.
3) Agaram NP, Wong GC, Guo T, et al. Novel V600E BRAF mutations in imatinib-naive and imatinib-resistant gastrointestinal stromal tumors. Genes Chromosomes Cancer. 2008；47：853-9.
4) Antonescu CR, Romeo S, Zhang L, et al. Dedifferentiation in gastrointestinal stromal tumor to an anaplastic KIT-negative phenotype：a diagnostic pitfall：morphologic and molecular characterization of 8 cases occurring either de novo or after imatinib therapy. Am J Surg Pathol. 2013；37：385-92.
5) Atiq MA, Davis JL, Hornick JL, et al. Mesenchymal tumors of the gastrointestinal tract with NTRK rearrangements：a clinicopathological, immunophenotypic, and molecular study of eight cases, emphasizing their distinction from gastrointestinal stromal tumor（GIST）. Mod Pathol. 2021；34：95-103.

病理 10（BQ） GIST が多発する病態はあるか

推奨

GIST が多発する病態がある

推奨の強さ：―　エビデンスの強さ：―　合意率：100%（17/17 名）

解説

GIST 症例の多くは c-*kit*, *PDGFRA* 遺伝子の体細胞変異により単発するが，稀に異なる遺伝子変異を有する散発性のGISTが多発することもある。また，家族性，症候性にGISTが多発する下記の病態が存在する[1-3]。

・家族性GIST（c-*kit*遺伝子変異）

*c-kit*遺伝子の生殖細胞レベルでの変異を原因とする多発性GIST家系が存在し，これまでに30以上の家系が報告されている。散発性GISTと同様な*c-kit*遺伝子の変異を伴い，胃，小腸にカハール介在細胞の過形成を伴うGISTの多発を認める。*PDGFRA*変異を有する多発性GIST家系の報告もあるが，多発腫瘍が真にGISTであるか否かは議論の余地がある。

・NF1関連GIST

NF1の患者の一部に，GISTを合併することが報告されている。主として小腸に多発するが，胃に発生することもある。数十個から数百個発生する症例も存在し，播種と間違えないよう注意が必要である。筋層間神経叢にカハール介在細胞の過形成様病変を伴う。

・Carney-Stratakis症候群およびCarney triad

GISTと傍神経節腫の合併を特徴とする遺伝性のCarney-Stratakis症候群と非遺伝性のCarney triad（GISTと傍神経節腫，肺軟骨腫の3つを合併）では，いずれもSDHB蛋白の発現欠失を示すGISTが，胃に限局して，しばしば多発する。遺伝性のCarney-Stratakis症候群ではSDHの構成サブユニットである*SDHB*, *-C*および*-D*遺伝子の生殖細胞系列変異が報告されており，非遺伝性のCarney triadは*SDHC*遺伝子プロモーター領域のメチル化による発現抑制が原因とされている。これらの症例に，カハール介在細胞の過形成は報告されていない。

本BQに関連する大多数の論文が後ろ向き症例集積研究であり，エビデンスの強さについて言及することは困難であるが，既に多くの症例が報告されており，専門家の間でコンセンサスが十分に得られていると考えられる。また有用性を問うBQではないため，推奨の強さはつけていない。

検索資料・ハンドサーチ

本BQに対する文献検索の結果，PubMed 313編（検索年代：全期間），Cochrane 12編（検索年代：全期間）の文献が抽出され，計325編がスクリーニング対象となった。2回のスクリーニングを経て抽出された7編の論文を対象に，定性的システマティックレビューを実施した。

参考文献

1) Burgoyne AM, Somaiah N, Sicklick JK. Gastrointestinal stromal tumors in the setting of multiple tumor syndromes. Curr Opin Oncol. 2014；26：408-14.
2) Gopie P, Mei L, Faber AC, et al. Classification of gastrointestinal stromal tumor syndromes. Endocr Relat Cancer. 2018；25：R49-58.
3) Ricci R. Syndromic gastrointestinal stromal tumors. Hered Cancer Clin Pract. 2016；14：15.

病理診断領域

外科治療領域

1 総論

転移のない切除可能な限局性 GIST と診断された場合，基本的に外科切除の適応であるが，腫瘍の大きさや解剖学的局在などによって治療方針や術式が異なる可能性がある。切除不能・転移・再発 GIST に対する初回治療の第一選択はイマチニブ投与であるが，薬剤耐性により二次治療へ移行した後は治療に難渋することもあり，チロシンキナーゼ阻害薬（tyrosine kinase inhibitor；TKI）治療中における外科治療も検討課題である。

1 原発 GIST に対する外科治療

(1) 切除可能な限局性粘膜下腫瘍の治療方針

本邦においては消化器内視鏡検診などにより，比較的小さな胃粘膜下腫瘍（submucosal tumor；SMT）が発見されることが多い。このため主に胃 SMT を念頭に，アルゴリズム 4「切除可能な限局性消化管粘膜下腫瘍の治療方針」を作成した。特に 2 cm 未満の胃 SMT で組織学的に GIST と診断された場合や，2 cm 以上，5 cm 未満の SMT に対する治療方針に迷うことがあるため，外科 1（CQ），外科 2（CQ）を設定した。2 cm 未満の胃 GIST に対する予後解析や外科切除の有用性を示した報告はないが，切除症例の後ろ向きコホート研究の結果[1,2]や，外科切除の安全性と完全切除率が高いこと[3]などから，組織学的に GIST と診断または GIST を疑う悪性所見を認める場合には，外科切除の適応となり得る（アルゴリズム 4，外科 1（CQ））。2 cm 以上，5 cm 未満の SMT も同様に，GIST と診断あるいは GIST を含む悪性腫瘍が強く疑われる場合は，外科切除の適応とすべきである（アルゴリズム 4，外科 2（CQ））。

(2) 限局性 GIST の外科治療と術前・術後補助療法

5 cm 未満の比較的小さな GIST に対しては腹腔鏡下手術が行われることが多いが，5 cm 以上の GIST あるいは GIST を含む悪性腫瘍が強く疑われる SMT に対する腹腔鏡下手術の適応に関しては不明であったため，外科 3（CQ）を設定した。腫瘍径 5 cm 以上で，開腹手術と腹腔鏡下手術のアウトカムが比較可能なメタアナリシス[4-6]の結果などから，5 cm 以上の GIST に対しても腹腔鏡下手術は適応となると考えられるが，8 cm を超える GIST に対するエビデンスは乏しく，開腹手術を上回るメリットが得られない大きさの GIST には推奨されない（アルゴリズム 4，外科 3（CQ））。また，外科切除が適応となる GIST に対しては，臓器機能温存手術を目指すべきであるが（外科 4（BQ）），より重要なのは腫瘍破裂を回避し完全切除を行うことである。このため，10 cm 以上の胃 GIST を対象に術前補助療法の有用性が日韓合同の多施設共同研究（第Ⅱ相臨床試験）で検討され，高い R0 切除率が示された[7]。腫瘍径が 10 cm 以上のような大きな GIST や，非治癒切除，特に術中の腫瘍破裂を生じる可能性が高いと判断される GIST はイマチニブによる術前補助療法の適応となり得る（アルゴリズム 5，外科 5（CQ））。また，術前もしくは術中に腫瘍破裂が確認された場合は，基本的にイマチニブによる術後補助療法の適応となる（アルゴリズム6，外科6（CQ））。

2 転移・再発GISTに対する外科治療

（1）初回治療としての外科切除

大腸癌などで肝転移切除の予後改善効果が示されていることや，切除不能・転移性GISTに対するイマチニブ治療開始時の最大腫瘍径が無増悪期間と相関する[8]ことなどから，外科切除単独または外科切除によって腫瘍量を減量した後にイマチニブ治療を行うことの有用性が，前向きコホート研究や患者背景の異なる複数の後ろ向き症例集積研究によって検討されたものの[9-15]，外科切除単独またはイマチニブ投与に先行して外科切除を行うことによる予後向上を示すエビデンスは得られなかった。また，少数例の検討ではあるもののイマチニブ投与期間と生存期間の有意な相関を示した報告もあり[14]，転移・再発GISTに対する治療の第一選択はイマチニブ投与であると考えられる（アルゴリズム6，7，外科8（CQ））。

（2）TKI治療中の外科切除

イマチニブ奏効中や薬剤耐性獲得後に外科切除を行うことの有用性が，小規模のRCTや複数の後ろ向き観察研究によって検討された[16-18]。これらの検討は症例数の少なさやバイアスの問題が挙げられ，現時点では外科手術の有用性を示す十分なエビデンスは得られていない。本治療は，高度な経験を有するGISTや肉腫の専門施設において行うことが望ましい試験的な治療であると考えられる（アルゴリズム7，8，外科9（CQ），10（CQ））。

参考文献

1) Joensuu H, Vehtari A, Riihimäki J, et al. Risk of recurrence of gastrointestinal stromal tumour after surgery：an analysis of pooled population-based cohorts. Lancet Oncol. 2012；13：265-74.

2) Yanagimoto Y, Takahashi T, Muguruma K, et al. Re-appraisal of risk classifications for primary gastrointestinal stromal tumors（GISTs）after complete resection：indications for adjuvant therapy. Gastric Cancer. 2015；18：426-33.

3) Nishida T, Goto O, Raut CP, et al. Diagnostic and treatment strategy for small gastrointestinal stromal tumors. Cancer. 2016；122：3110-8.

4) Ye L, Wu X, Wu T, et al. Meta-analysis of laparoscopic vs. open resection of gastric gastrointestinal stromal tumors. PLoS One. 2017；12：e0177193.

5) Lian X, Feng F, Guo M, et al. Meta-analysis comparing laparoscopic versus open resection for gastric gastrointestinal stromal tumors larger than 5 cm. BMC Cancer. 2017；17：760.

6) Cui JX, Gao YH, Xi HQ, et al. Comparison between laparoscopic and open surgery for large gastrointestinal stromal tumors：A meta-analysis. World J Gastrointest Oncol. 2018；10：48-55.

7) Kurokawa Y, Yang HK, Cho H, et al. Phase II study of neoadjuvant imatinib in large gastrointestinal stromal tumours of the stomach. Br J Cancer. 2017；117：25-32.

8) Van Glabbeke M, Verweij J, Casali PG, et al. Initial and late resistance to imatinib in advanced gastrointestinal stromal tumors are predicted by different prognostic factors：a European Organisation for Research and Treatment of Cancer-Italian Sarcoma Group-Australasian Gastrointestinal Trials Group study. J Clin Oncol. 2005；23：5795-804.

9) Kanda T, Masuzawa T, Hirai T, et al. Surgery and imatinib therapy for liver oligometastasis of GIST：a study of Japanese Study Group on GIST. Jpn J Clin Oncol. 2017；47：369-72.

10) An HJ, Ryu MH, Ryoo BY, et al. The effects of surgical cytoreduction prior to imatinib therapy on the prognosis of patients with advanced GIST. Ann Surg Oncol. 2013；20：4212-8.

11) Bischof DA, Kim Y, Blazer DG 3rd, et al. Surgical management of advanced gastrointestinal stromal tumors：an international multi-institutional analysis of 158 patients. J Am Coll Surg. 2014；219：439-49.
12) Chang SC, Liao CH, Wang SY, et al. Feasibility and Timing of Cytoreduction Surgery in Advanced (Metastatic or Recurrent) Gastrointestinal Stromal Tumors During the Era of Imatinib. Medicine (Baltimore). 2015；94：e1014.
13) Tan GH, Wong JS, Quek R, et al. Role of upfront surgery for recurrent gastrointestinal stromal tumours. ANZ J Surg. 2016；86：910-5.
14) Sato S, Tsujinaka T, Yamamoto K, et al. Primary surgery as a frontline treatment for synchronous metastatic gastrointestinal stromal tumors：an analysis of the Kinki GIST registry. Surg Today. 2016；46：1068-75.
15) Shi YN, Li Y, Wang LP, et al. Gastrointestinal stromal tumor (GIST) with liver metastases：An 18-year experience from the GIST cooperation group in North China. Medicine (Baltimore). 2017；96：e8240.
16) Du CY, Zhou Y, Song C, et al. Is there a role of surgery in patients with recurrent or metastatic gastrointestinal stromal tumours responding to imatinib：a prospective randomised trial in China. Eur J Cancer. 2014；50：1772-8.
17) Fairweather M, Balachandran VP, Li GZ, et al. Cytoreductive Surgery for Metastatic Gastrointestinal Stromal Tumors Treated With Tyrosine Kinase Inhibitors：A 2-institutional Analysis. Ann Surg. 2018；268：296-302.
18) Kikuchi H, Hiramatsu Y, Kamiya K, et al. Surgery for metastatic gastrointestinal stromal tumor：to whom and how to? Transl Gastroenterol Hepatol. 2018；3：14.

2 CQ

外科 1 (CQ) 2 cm 未満の胃 GIST に対して，外科切除は推奨されるか

推奨

2 cm 未満の胃 GIST に対して，外科切除を行うことを弱く推奨する

推奨の強さ：2（弱い） エビデンスの強さ：D（非常に弱い） 合意率：91.7%（11/12 名）

解説

2 cm 未満の胃 GIST に対して，前3版のガイドラインでは外科切除を推奨している[1)]。NCCN ガイドラインでは「high-risk features」を伴う 2 cm 未満の胃 GIST に対して外科切除を推奨しており，high-risk features を伴わない場合は EUS による定期フォローも可能としている[2)]。なお，胃以外の 2 cm 未満の GIST に対しては，全てのガイドラインが外科切除を推奨している[1-5)]。

2 cm 未満の胃 GIST に対して，OS や RFS をエンドポイントとした前向きコホート研究も，非切除を対象とした比較試験もない。全米の地域がん登録である SEER（Surveillance Epidemiology and End Results）データベースを活用した報告では（2 cm 未満 GIST 全体の解析で，胃 GIST が解析症例の 62%を占める），2 cm 未満で腫瘍が GIST のみの 5 年疾患特異的死亡率は 12.9%で，リンパ節や遠隔転移があると，その値は，それぞれ 31.4%と 36.5%に上昇した[6)]。また，切除した場合としなかった場合の 5 年疾患特異的死亡率は，それぞれ 17.5%と 39.8%で

あった。ただし，SEERでは，外科切除等を受けず病理診断されなかったGISTは登録されていないことを念頭に置く必要がある。

また，切除症例を対象とした幾つかの後ろ向きコホート研究では，2 cm未満のGIST患者の再発予後を見ると，術後10年の無再発生存率が数%の低下を示している[7,8]。症例報告あるいは症例集積研究で，2 cm未満の胃GISTで転移を伴うGISTも報告されている[9,10]。

2 cm未満の胃GISTの外科切除を行う時，胃局所切除が主体であり，外科切除の安全性と完全切除率は高い[5]。

以上をまとめると，2 cm未満の胃GISTに対してその予後を解析した研究，外科切除の有用性を研究した報告はないが，2 cm未満の胃GISTに対して，外科切除を行うことを専門家のコンセンサスとして弱く推奨する。

検索資料・ハンドサーチ

本CQに対する文献検索の結果，PubMed 153編（検索年代：2013年以降），Cochrane 7編（検索年代：全期間）の文献が抽出され，これにハンドサーチ文献2編を追加して，計162編がスクリーニング対象となった。2回のスクリーニングを経て抽出された22編の論文を対象に，定性的システマティックレビューおよびメタアナリシスを実施した。外科切除と経過観察とを比較したRCTは存在しなかった。

外科治療領域

参考文献

1) Nishida T, Hirota S, Yanagisawa A, et al；GIST Guideline Subcommittee. Clinical practice guidelines for gastrointestinal stromal tumor（GIST）in Japan：English version. Int J Clin Oncol. 2008；13：416-30.
2) von Mehren M, Randall RL, Benjamin RS, et al. Gastrointestinal stromal tumors, version 2.2014. J Natl Compr Canc Netw. 2014；12：853-62.
3) Casali PG, Abecassis N, Aro HT, et al；ESMO Guidelines Committee and EURACAN. Gastrointestinal stromal tumours：ESMO-EURACAN Clinical Practice Guidelines for diagnosis, treatment and follow-up. Ann Oncol. 2018；29（Suppl 4）：iv267.
4) Koo DH, Ryu MH, Kim KM, et al. Asian Consensus Guidelines for the Diagnosis and Management of Gastrointestinal Stromal Tumor. Cancer Res Treat. 2016；48：1155-66.
5) Nishida T, Goto O, Raut CP, et al. Diagnostic and treatment strategy for small gastrointestinal stromal tumors. Cancer. 2016；122：3110-8.
6) Coe TM, Fero KE, Fanta PT, et al. Population-Based Epidemiology and Mortality of Small Malignant Gastrointestinal Stromal Tumors in the USA. J Gastrointest Surg. 2016；20：1132-40.
7) Joensuu H, Vehtari A, Riihimäki J, et al. Risk of recurrence of gastrointestinal stromal tumour after surgery：an analysis of pooled population-based cohorts. Lancet Oncol. 2012；13：265-74.
8) Yanagimoto Y, Takahashi T, Muguruma K, et al. Re-appraisal of risk classifications for primary gastrointestinal stromal tumors（GISTs）after complete resection：indications for adjuvant therapy. Gastric Cancer. 2015；18：426-33.
9) Rossi S, Gasparotto D, Toffolatti L, et al. Molecular and clinicopathologic characterization of gastrointestinal stromal tumors（GISTs）of small size. Am J Surg Pathol. 2010；34：1480-91.
10) Yegin EG, Kani T, Banzragch M, et al. Survival in patients with hypoechoic muscularis propria lesions suggestive of gastrointestinal stromal tumors in gastric wall. Acta Gastroenterol Belg. 2015；78：12-7.

外科 2 (CQ) 2 cm 以上，5 cm 未満の粘膜下腫瘍に対して，外科切除は推奨されるか

推奨

2 cm 以上，5 cm 未満の GIST あるいは GIST を含む悪性腫瘍を強く疑う粘膜下腫瘍に対して，外科切除を行うことを強く推奨する

推奨の強さ：1（強い） エビデンスの強さ：C（弱） 合意率：100％（17/17 名）

解説

組織学的診断のついていない 2 cm 以上，5 cm 未満の粘膜下腫瘍(submucosal tumor；SMT)を外科的切除することで，患者の予後（OS, RFS 等）改善に益があるか検討した研究はない。二次スクリーニングにて抽出された原著報告は，全て後ろ向きコホート研究で，SMT を対象としたものは 4 編で，全て切除手技の安全性を検討する研究であった。8 編は GIST の外科切除例を対象としており，非切除など適正な対照群を設定した研究はなかった。GIST に関して，複数の報告で，胃 GIST の腫瘍径と外科切除後の再発予後との関連が報告されている[1-3]。本邦からの報告では，2 cm 未満の群と比較し，2〜5 cm，5.1〜10 cm，10.1 cm 以上の各群は RFS より見た予後は不良で，ハザード比はそれぞれ 5.91（95％CI：0.79-44.01，p=0.0829），28.25（95％CI：3.82-208.83，p<0.0001），51.75（95％CI：6.80-394.07，p<0.0001）と高くなっていた[2]。

外科切除に伴う害（有害事象や機能障害等）は，その頻度は低く，あってもその多くは軽度である[4]。

なお，切除症例の後ろ向き解析のため，対象症例は GIST あるいは悪性腫瘍を疑う SMT，あるいは症状が有るなど外科治療が必要と考えられる症例が解析対象となっている。悪性腫瘍を疑う SMT の所見としては，従来，後ろ向き視点からの解析並びに専門家のコンセンサスとして腫瘍性潰瘍，内部エコーの不均一，辺縁不整，経過観察中の増大が上げられている[4,5]。

これらを総合すると，上記の様な「外科治療を必要と判断された」腫瘍がそもそもの解析対象となっていることから，「GIST あるいは GIST を含む悪性腫瘍を強く疑う」を付記した上で，現時点では 2〜5 cm の SMT は外科切除の適応と考えられ，外科切除を行うことを強く推奨する。

検索資料・ハンドサーチ

本 CQ に対する文献検索の結果，PubMed 189 編（検索年代：2013 年以降），Cochrane 84 編（検索年代：全期間）の文献が抽出され，これにハンドサーチ文献 5 編を追加して，計 278 編がスクリーニング対象となった。2 回のスクリーニングを経て抽出された 14 編の論文を対象に，定性的システマティックレビューを実施した。

なお，上記に 2018 年以降 2020 年までの同様の趣旨の論文 4 編を加え検討しても，内容に変更は無かった。

参考文献

1) Kim IH, Kwak SG, Chae HD. Prognostic Factors of Patients with Gastric Gastrointestinal Stromal Tumor after Curative Resection：A Retrospective Analysis of 406 Consecutive Cases in a Multicenter Study. Eur Surg Res. 2015；55：12-23.
2) Yanagimoto Y, Takahashi T, Muguruma K, et al. Re-appraisal of risk classifications for primary gastrointestinal stromal tumors（GISTs）after complete resection：indications for adjuvant therapy. Gastric Cancer. 2015；18：426-33.
3) Joensuu H, Vehtari A, Riihimäki J, et al. Risk of recurrence of gastrointestinal stromal tumour after surgery：an analysis of pooled population-based cohorts. Lancet Oncol. 2012；13：265-74.
4) Nishida T, Goto O, Raut CP, et al. Diagnostic and treatment strategy for small gastrointestinal stromal tumors. Cancer 2016；122：3110-8.
5) von Mehren M, Randall RL, Benjamin RS, et al. Gastrointestinal stromal tumors, version 2.2014. J Natl Compr Canc Netw. 2014；12：853-62.

外科 3（CQ） 5 cm 以上の粘膜下腫瘍に対して，腹腔鏡下手術は推奨されるか

推奨

5 cm 以上の粘膜下腫瘍に対して，腹腔鏡下手術を行うことを弱く推奨する

推奨の強さ：2（弱い） エビデンスの強さ：D（非常に弱い） 合意率：100%（17/17 名）

解説

粘膜下腫瘍（submucosal tumor；SMT）に対する手術はリンパ節郭清を必要とせず，再建を伴わない消化管局所切除で完結することが多い。単純切除に低侵襲アプローチを考慮するのは自然であり，愛護的操作が求められるのは開腹手術でも腹腔鏡下手術でも変わらない。開腹手術と同等の皮膚切開長を要する大きさの腫瘍を除けば，腹腔鏡下手術の適応に腫瘍径のカットオフ値を設定する明確な根拠はない。

腫瘍径 5 cm 以上で，開腹手術と腹腔鏡下手術のアウトカムが比較可能なメタアナリシスは 3 編で，対象は 2 編が胃 GIST，1 編が GIST であった[1-3]。いずれも出血量，手術時間，周術期合併症，在院日数といった短期アウトカムは同等もしくは腹腔鏡下手術が良好であった。無病生存期間（disease-free survival；DFS）や OS などの長期アウトカムも同様に，同等もしくは腹腔鏡下手術で良好であった。また，腫瘍学的に懸念される顕微鏡的切除断端陽性割合や腫瘍破裂に関しては，イベント数が少ないこともあるが手術アプローチの違いによる発生頻度の差を示唆する報告はなかった。ただし，メタアナリシス論文に含まれる症例の多くは腫瘍径が 8 cm 以下であり，実臨床では 8 cm を超える場合は開腹手術が選択されているようである。開腹手術を上回るメリットが得られない大きさの GIST には腹腔鏡下手術は推奨されない。

実臨床では，SMT は画像上発生臓器が特定できないこともある。また，本ガイドラインでは腫瘍径が 5 cm を超えると組織型に関係なく手術適応となることも考慮し，本 CQ はあえて臓器や組織型を限定しなかった。一方，システマティックレビューで抽出された論文をみると，ほとんどが対象疾患の臓器や組織型を限定しており，中でも胃 GIST に限定した論文が 68.7%（46/67 編）を占めた。しかし，5 cm 以上の SMT の中で胃 GIST が最も頻度が高いこと，胃

GIST 以外でも腹腔鏡下手術が開腹手術に劣るという結果がなかったことから，本 CQ の対象を胃 GIST に限定する必要はないと判断した。なお，術式については，消化管内腔を開放するか否か，内視鏡を併用するか否か，などの相違は，アウトカムに影響するか不明であり，ここでは区別しないこととした。

SMT に対する本邦の腹腔鏡下手術件数は年々増加しており，益と害のバランス，エビデンスの強さ，患者希望などを勘案し，推奨は「5 cm 以上の粘膜下腫瘍に対して，腹腔鏡（補助）下手術を行うことを弱く推奨する」とした。

検索資料・ハンドサーチ

本 CQ に対する文献検索の結果，PubMed 322 編（検索年代：全期間），Cochrane 21 編（検索年代：全期間）の文献が抽出され，これにハンドサーチ文献 1 編を追加して，計 344 編がスクリーニング対象となった。RCT はなかった。2 回のスクリーニングを経て抽出された 67 編の論文を対象に，定性的システマティックレビューを実施した。

参考文献

1) Ye L, Wu X, Wu T, et al. Meta-analysis of laparoscopic vs. open resection of gastric gastrointestinal stromal tumors. PLoS One. 2017；12：e0177193.
2) Lian X, Feng F, Guo M, et al. Meta-analysis comparing laparoscopic versus open resection for gastric gastrointestinal stromal tumors larger than 5 cm. BMC Cancer. 2017；17：760.
3) Cui JX, Gao YH, Xi HQ, et al. Comparison between laparoscopic and open surgery for large gastrointestinal stromal tumors：A meta-analysis. World J Gastrointest Oncol. 2018；10：48-55.

外科 4 (BQ) 外科切除が適応となる GIST に対して，臓器機能温存手術は推奨されるか

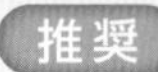

外科切除が適応となる GIST に対して，臓器機能温存手術を行うことを強く推奨する

推奨の強さ：1（強い） エビデンスの強さ：D（非常に弱い） 合意率：100％（17/17 名）

解説

GIST の手術において，系統的リンパ節郭清はその効果が不明なため，行うことは推奨されない。通常，腫瘍の切除断端を確保した消化管の局所切除が行われる。局所切除により消化管の通過障害をきたす可能性がある場合などを除き，臓器機能の温存に努めることが推奨される。

消化器外科における機能温存手術の具体的な定義はないため，ここでは全摘の回避，および再建することが難しい特定の機能を持つ部位（噴門，幽門，肛門など）を切除しない手術とする。特に，食道切除や膵頭十二指腸切除などの高い侵襲を伴う手術や，直腸切断術などの生活の質に大きな影響を与える手術を回避する意義は大きい。

システマティックレビューの対象となった 15 論文のうち，十二指腸 GIST に対する局所切除と膵頭十二指腸切除のアウトカムを比較した症例対照研究が 7 編存在し[1-7]，それらに対しメタアナリシスを行った。のべ 232 例の局所切除，104 例の膵頭十二指腸切除を対象として解析を

Experimental
Control
Risk Ratio
Risk Ratio
Study or Subgroup Events Total Events Total Weight M-H, Fixed, 95% CI Year
M-H, Fixed, 95% CI
Tien YW2010 2 16 4 9 8.0% 0.28[0.06, 1.25] 2010
Colombo C2012 5 56 10 28 20.8% 0.25[0.09, 0.66] 2012
Beham A2013 4 8 4 5 7.7% 0.63[0.28, 1.42] 2013
Bourgouin S2013 4 11 6 6 12.8% 0.40[0.19, 0.86] 2013
Liang X2013 8 18 2 10 4.0% 2.22[0.58, 8.51] 2013
Duffaud F2014 15 82 6 23 14.6% 0.70[0.31, 1.60] 2014
Chen P2017 13 41 16 23 32.0% 0.46[0.27, 0.77] 2017
Total (95% CI) 232 104 100.0% 0.51[0.37, 0.70]
Total events 51 48
Heterogeneity: Chi²=8.65, df=6 (P=0.19); I²=31%
Test for overall effect: Z=4.19 (P<0.0001)
0.01 0.1 1 10 100
Limited Conventional

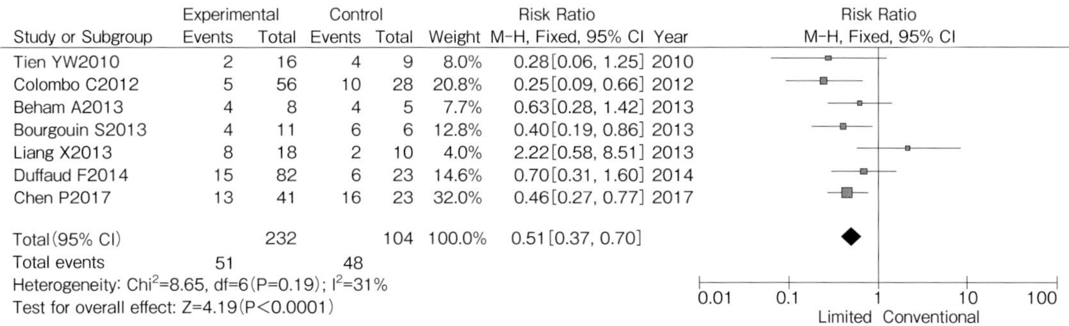

図1　十二指腸 GIST に対する十二指腸局所切除と膵頭十二指腸切除の比較―術後合併症をアウトカムとしたメタアナリシス―

行った結果，局所切除は膵頭十二指腸切除に比べ，リスク比が0.51（95%CI：0.37-0.70, p<0.0001）と有意に術後合併症が少なかった（図1）。

腫瘍学的に懸念される腫瘍破裂や切除断端陽性割合に関しては，症例数，イベント数ともに少ない中での検討となったが，臓器機能温存手術を選択したことによる明らかなリスク増加は示唆されなかった。

今後イマチニブによる術前補助療法が臨床導入されると，腫瘍縮小により機能温存手術の適応も変わる可能性がある。RCT がなく，エビデンスの強さは D（非常に弱い）となったが，益と害のバランス，患者希望などを勘案し，推奨は「外科切除が適応となる GIST に対して，臓器機能温存手術を行うことを強く推奨する」とした。

検索資料・ハンドサーチ

本 BQ に対する文献検索の結果，PubMed 242 編（検索年代：全期間），Cochrane 9 編（検索年代：全期間）の文献が抽出され，これにハンドサーチ文献1編を追加して，計 252 編がスクリーニング対象となった。2回のスクリーニングを経て抽出された 15 編の論文を対象に，定性的システマティックレビューおよびメタアナリシスを実施した。機能温存手術と非温存手術を比較した RCT は存在しなかった。

参考文献

1) Chen P, Song T, Wang X, et al. Surgery for Duodenal Gastrointestinal Stromal Tumors：A Single-Center Experience. Dig Dis Sci. 2017；62：3167-76.

2) Duffaud F, Meeus P, Bachet JB, et al. Conservative surgery vs. duodeneopancreatectomy in primary duodenal gastrointestinal stromal tumors (GIST)：a retrospective review of 114 patients from the French sarcoma group (FSG). Eur J Surg Oncol. 2014；40：1369-75.

3) Liang X, Yu H, Zhu LH, et al. Gastrointestinal stromal tumors of the duodenum：surgical management and survival results. World J Gastroenterol. 2013；19：6000-10.

4) Bourgouin S, Hornez E, Guiramand J, et al. Duodenal gastrointestinal stromal tumors (GISTs)：arguments for conservative surgery. J Gastrointest Surg. 2013；17：482-7.

5) Colombo C, Ronellenfitsch U, Yuxin Z, et al. Clinical, pathological and surgical characteristics of duodenal gastrointestinal stromal tumor and their influence on survival：a multi-center study. Ann Surg Oncol. 2012；19：3361-7.

6) Beham A, Schaefer IM, Cameron S, et al. Duodenal GIST：a single center experience. Int J Colorectal

Dis. 2013；28：581-90.
7) Tien YW, Lee CY, Huang CC, et al. Surgery for gastrointestinal stromal tumors of the duodenum. Ann Surg Oncol. 2010；17：109-14.

外科 5（CQ） 大きなGISTや，不完全切除の可能性が高いと判断されるGISTに対して，イマチニブによる術前補助療法は有用か

推奨

腫瘍径が10 cm以上のような大きなGISTや，不完全切除の可能性が高いと判断されるGISTに対して，イマチニブによる術前補助療法を行うことを弱く推奨する

推奨の強さ：2（弱い） エビデンスの強さ：C（弱） 合意率：100%（16/16名）

※黒川委員はCOIのため，本CQの投票には参加していない。

解説

イマチニブによる術前補助療法の有用性を検討したRCTは存在せず，既報の多くは術前補助療法を実施した症例における後ろ向き研究であり，OS，RFSへの影響については現時点で明確なエビデンスは存在しない。一方で，腫瘍の縮小効果や完全切除率の向上を認めるという前向きの介入研究が存在しており，腫瘍径が10 cm以上のような大きなGISTや，不完全切除，特に腫瘍破裂の可能性が高いと判断されるGISTに対して，イマチニブによる術前補助療法を行うことは弱く推奨される。ただし，胃以外のGISTに関してはエビデンスが乏しく，胃GISTのエビデンスを適応できるかどうかは不明である。

前向き介入研究として，単アームではあるものの日韓合同の多施設共同研究（第II相臨床試験）の報告を認めた[1)]。その研究では，10 cm以上の胃GISTを対象とし6～9カ月のイマチニブによる術前補助療法を行った53例を対象とし，R0切除率を主要評価項目として検討された。過去の報告からこの集団の術前補助療法なしのR0切除率が70%と見積もられているのに比して，本研究では91%（95%CI：79-97%，$p<0.001$）と有意に高いR0切除率を示した。また，本試験において，プロトコールに従った6カ月以上のイマチニブによる術前補助療法は87%と高い完遂率を示し，その安全性も確認された。

イマチニブによる術前補助療法の投与期間について検討された後ろ向き検討では，最良効果を示した時期の中央値（四分位範囲）は28週（18～37週）であり，治療前と比較した腫瘍径の中央値（四分位範囲）は43%（31～48%）であった[2)]。先述の前向き介入研究の結果も踏まえ，術前のイマチニブ投与期間については，現時点では6カ月以上が望ましいと考えられる。

なお，術前補助療法後の再発リスク分類評価の妥当性については定まっておらず，術後補助療法の適応規準についても今後の検討課題である。

その他，直腸GIST，十二指腸GISTに対してイマチニブによる術前補助療法を実施することで，機能温存手術を実施しえたといった旨の少数例の報告例は認めるもののいずれも後ろ向き研究であり，前向きの比較試験も皆無であることから機能温存面での有用性は不明である[3-5)]。

検索資料・ハンドサーチ

本CQに対する文献検索の結果，PubMed 64編（検索年代：2013年以降），Cochrane 5編（検索年代：全期間）の文献が抽出され，これにハンドサーチ文献3編を追加して，計72編がスクリーニング対象となった。2回のスクリーニングを経て抽出された17編の論文を対象に，定性的システマティックレビューを実施した。

参考文献

1) Kurokawa Y, Yang HK, Cho H, et al. Phase II study of neoadjuvant imatinib in large gastrointestinal stromal tumours of the stomach. Br J Cancer. 2017；117：25-32.
2) Tirumani SH, Shinagare AB, Jagannathan JP, et al. Radiologic assessment of earliest, best, and plateau response of gastrointestinal stromal tumors to neoadjuvant imatinib prior to successful surgical resection. Eur J Surg Oncol. 2014；40：420-7.
3) Wilkinson MJ, Fitzgerald JE, Strauss DC, et al. Surgical treatment of gastrointestinal stromal tumour of the rectum in the era of imatinib. Br J Surg. 2015；102：965-71.
4) Kaneko M, Nozawa H, Emoto S, et al. Neoadjuvant Imatinib Therapy Followed by Intersphincteric Resection for Low Rectal Gastrointestinal Stromal Tumors. Anticancer Res. 2017；37：5155-60.
5) Crocetti D, Sapienza P, Cisano C, et al. Pancreas preserving surgery for duodenal gastrointestinal stromal tumor removal. Minerva Chir. 2016；71：281-5.

外科 6 (CQ) 術前もしくは術中に腫瘍破裂が確認されたGISTに対して，イマチニブによる術後補助療法は有用か

推奨

術前もしくは術中に腫瘍破裂が確認されたGISTに対して，イマチニブによる術後補助療法を行うことを強く推奨する

推奨の強さ：1（強い） エビデンスの強さ：B（中） 合意率：100%（17/17名）

解説

腫瘍破裂を伴うGISTはいくつかの後ろ向き研究によりその予後が極めて不良であることが報告されてきた[1-3]。その結果，術後の再発予測として用いられる再発リスク分類（modified Fletcher分類）において独立した予後規定因子として取り上げられ，単独で高リスクと定義された[4]。高リスク群に対して，イマチニブによる術後補助療法を行うことは強く推奨される。

システマティックレビューにおいては，腫瘍破裂を認める患者のみを標的とした報告は認めなかった。しかし，高リスク群を対象に術後1年間と3年間のイマチニブによる術後補助療法を比較したRCTであるSSGXⅧ試験の中で，腫瘍破裂を認めた症例が1年群で35例，3年群で44例含まれていた。その比較検討では，3年群のRFSのハザード比は0.47（95%CI：0.25-0.89，p=0.02）であり，3年間のイマチニブによる術後補助療法の有用性を認めるといった結果であった[5]。

その他にも3編のRCTが存在し[6-8]，同様に中〜高リスク群に対する術後補助療法の有用性を検討した結果が報告された。腫瘍破裂を認めた患者に対するサブグループ解析の結果では，

2編で術後補助療法の有用性が示され，残り1編でも有用な傾向を認めた。

しかし，腫瘍破裂を伴うGISTに対し，術後補助療法終了後の長期成績については明らかになっていない。高リスク群の中でもさらに再発リスクが高いと想定される腫瘍破裂を伴うGISTに対する術後補助療法の至適期間については，さらなる検討の必要がある。

検索資料・ハンドサーチ

本CQに対する文献検索の結果，PubMed 582編（検索年代：全期間），Cochrane 36編（検索年代：全期間）の文献が抽出され，これにハンドサーチ文献2編を追加して，計620編がスクリーニング対象となった。2回のスクリーニングを経て抽出され19編の論文を対象に，定性的システマティックレビューを実施した。

参考文献

1) Takahashi T, Nakajima K, Nishitani A, et al. An enhanced risk-group stratification system for more practical prognostication of clinically malignant gastrointestinal stromal tumors. Int J Clin Oncol. 2007；12：369-74.
2) Rutkowski P, Bylina E, Wozniak A, et al. Validation of the Joensuu risk criteria for primary resectable gastrointestinal stromal tumour-the impact of tumour rupture on patient outcomes. Eur J Surg Oncol. 2011；37：890-6.
3) Hølmebakk T, Hompland I, Bjerkehagen B, et al. Recurrence-Free Survival After Resection of Gastric Gastrointestinal Stromal Tumors Classified According to a Strict Definition of Tumor Rupture：A Population-Based Study. Ann Surg Oncol. 2018；25：1133-9.
4) Joensuu H, Vehtari A, Riihimaki J, et al. Risk of recurrence of gastrointestinal stromal tumour after surgery：an analysis of pooled population-based cohorts. Lancet Oncol. 2012；13：265-74.
5) Joensuu H, Eriksson M, Sundby Hall K, et al. One vs three years of adjuvant imatinib for operable gastrointestinal stromal tumor：a randomized trial. JAMA. 2012；307：1265-72.
6) Casali PG, Le Cesne A, Poveda Velasco A, et al. Time to Definitive Failure to the First Tyrosine Kinase Inhibitor in Localized GI Stromal Tumors Treated With Imatinib As an Adjuvant：A European Organisation for Research and Treatment of Cancer Soft Tissue and Bone Sarcoma Group Intergroup Randomized Trial in Collaboration With the Australasian Gastro-Intestinal Trials Group, UNICANCER, French Sarcoma Group, Italian Sarcoma Group, and Spanish Group for Research on Sarcomas. J Clin Oncol. 2015；33：4276-83.
7) Hølmebakk T, Hompland I, Bjerkehagen B, et al. Recurrence-Free Survival After Resection of Gastric Gastrointestinal Stromal Tumors Classified According to a Strict Definition of Tumor Rupture：A Population-Based Study. Ann Surg Oncol. 2018；25：1133-9.
8) McCarter MD, Antonescu CR, Ballman KV, et al；American College of Surgeons Oncology Group (ACOSOG) Intergroup Adjuvant Gist Study Team. Microscopically positive margins for primary gastrointestinal stromal tumors：analysis of risk factors and tumor recurrence. J Am Coll Surg. 2012；215：53-9.

外 科
7 (BQ) 完全切除後のGISTに対して，定期フォローは有用か

推奨

完全切除後のGISTに対して，定期フォローを行うことを弱く推奨する

推奨の強さ：2（弱い） エビデンスの強さ：D（非常に弱い） 合意率：94.1%（16/17名）

解説

完全切除後のGIST患者において，定期フォローの有無による介入試験はなく，定期フォローが患者生存やQOLを改善するか否かについては評価不能であった。各国からのガイドラインはいずれも完全切除後の定期フォローを推奨しているものの，いずれも専門家のコンセンサスに基づくものであった[1,2]。

定期フォローによる再発の早期発見と患者予後の関連を調べた症例研究では，前向き登録された233名の初発GIST患者のうち，術後再発を生じた94名の再発後PFSと疾患特異的生存が分析された。その多変量解析では発見時無症状と少ない腫瘍量（3個以下の肝転移，単発ないしは転移腫瘍径の総和が10 cm以下の腹膜転移）が有意な予後良好因子であった[3]。また，転移性GISTに対してイマチニブ治療を行った818名を分析した研究では，最大転移巣の長径が12 cm未満の患者は12 cm以上の患者に比べて無増悪期間（time to progression；TTP）が有意に長かった[4]。これらの研究は再発の早期診断が患者の生存期間を延長する可能性を示唆していると思われるが，リードタイムバイアスの影響を否定できず，いずれもエビデンスレベルは低いと評価された。

至適なフォロー間隔や観察期間については定まったものはない。本邦における712名からなる後ろ向きコホート研究では，高リスクGIST患者の5年無再発生存率は約60%であるのに対し，中リスクGISTでは約90%，低リスクGISTでは95%以上と報告されている[5]。また，術後補助療法に関するRCT（SSGXVIII/AIO試験）のデータをもとに再発時期を分析した研究では，再発ハザードは術後補助療法の終了後，半年から1年くらいに上昇したと報告されている[6]。このように定期フォローの重要度はGIST患者で一様ではない。再発リスクや術後経過年数，補助療法の有無に応じて，フォローの内容や間隔を考慮する必要がある。

検索資料・ハンドサーチ

本BQに対する文献検索の結果，PubMed 342編（検索年代：2013年以降），Cochrane 42編（検索年代：全期間）の文献が抽出され，これにハンドサーチ文献1編を追加して，計385編がスクリーニング対象となった。2回のスクリーニングを経て抽出された24編の論文を対象に，定性的システマティックレビューを実施した。

外科治療領域

参考文献

1) Nishida T, Blay JY, Hirota S, et al. The standard diagnosis, treatment, and follow-up of gastrointestinal stromal tumors based on guidelines. Gastric Cancer. 2016；19：3-14.

2) Joensuu H, Martin-Broto J, Nishida T, et al. Follow-up strategies for patients with gastrointestinal stro-

mal tumour treated with or without adjuvant imatinib after surgery. Eur J Cancer. 2015；51：1611-7.
3) D'Ambrosio L, Palesandro E, Boccone P, et al. Impact of a risk-based follow-up in patients affected by gastrointestinal stromal tumour. Eur J Cancer. 2017；78：122-32.
4) Van Glabbeke M, Verweij J, Casali PG, et al. Initial and late resistance to imatinib in advanced gastrointestinal stromal tumors are predicted by different prognostic factors：a European Organisation for Research and Treatment of Cancer-Italian Sarcoma Group-Australian Gastrointestinal Trials Group study. J Clin Oncol. 2005；23：5795-804.
5) Yanagimoto Y, Takahashi T, Muguruma K, et al. Re-appraisal of risk classifications for primary gastrointestinal stromal tumors（GISTs）after complete resection：indications for adjuvant therapy. Gastric Cancer. 2015；18：426-33.
6) Joensuu H, Reichardt P, Eriksson M, et al. Gastrointestinal stromal tumor：a method for optimizing the timing of CT scans in the follow-up of cancer patients. Radiology. 2014；271：96-103.

外科 8（CQ） 転移性 GIST に対して，初回治療としての外科切除は有用か

推奨

転移性 GIST に対して，初回治療としての外科切除を行わないことを弱く推奨する

推奨の強さ：2（弱い） エビデンスの強さ：D（非常に弱い） 合意率：94.1％（16/17 名）

解説

大腸癌などでは肝転移切除の予後改善効果が示されていることから本 CQ が設定された。

転移性 GIST の外科切除に関する研究はいくつかあるものの，本 CQ に合致する外科切除を先行して行った症例を対象にした研究報告は 5 編のみで，前向きコホート研究 1 編と後ろ向き症例集積研究 4 編であった。

前向きコホート研究は本邦からの多施設共同研究で，3 個以下の肝転移を有する GIST 患者が登録され，外科切除（術後イマチニブなし）とイマチニブ治療が選ばれた患者群において，それぞれ RFS, PFS が追跡された。観察期間中の死亡例はなかったものの，外科切除群の RFS の中央値は 145 日と短く（3 年無再発生存率 16.7％），外科切除の有用性は示されなかった[1)]。

4 編の後ろ向き症例集積研究では，全ての研究において対象患者の多くで外科切除後のイマチニブ治療が追加されていた[2-5)]。切除可能な再発 GIST において外科切除を先行して実施した 24 名と手術を行わなかった 6 名を比較した研究では外科切除群で有意に OS が良好であった[2)]。一方，肝切除後にチロシンキナーゼ阻害薬（tyrosine kinase inhibitor；TKI）を投与した 23 名と TKI 治療単独の 98 名を比べた別の研究では OS に統計学的に有意な違いは認められなかった[3)]。また，転移・再発巣の外科切除を行った 76 名の GIST 患者の解析では，イマチニブ治療を先行して行った 22 名と手術後にイマチニブ治療を行った 54 名の PFS, OS はともに統計学的に有意な違いは見られなかった[4)]。これら後ろ向き症例集積研究は患者背景の違いによる選択バイアスを排除できず，症例数も少ないことからエビデンスとしては非常に弱い内容であった。

外科切除と TKI 治療を組み合わせることで，転移性 GIST 患者の生存期間を延長させる可能性は残るものの，先行して外科切除を行う有用性を支持するエビデンスは乏しく，上記推奨と

なった。

検索資料・ハンドサーチ

本CQに対する文献検索の結果，PubMed 347編（検索年代：2013年以降），Cochrane 67編（検索年代：全期間）の文献が抽出され，これにハンドサーチ文献1編を追加して，計415編がスクリーニング対象となった。2回のスクリーニングを経て抽出された13編の論文を対象に，定性的システマティックレビューを実施した。

参考文献

1) Kanda T, Masuzawa T, Hirai T, et al. Surgery and imatinib therapy for liver oligometastasis of GIST：a study of Japanese Study Group on GIST. Jpn J Clin Oncol. 2017；47：369-72.
2) Tan GH, Wong JS, Quek R, et al. Role of upfront surgery for recurrent gastrointestinal stromal tumours. ANZ J Surg. 2016；86：910-5.
3) Shi YN, Li Y, Wang LP, et al. Gastrointestinal stromal tumor (GIST) with liver metastases：An 18-year experience from the GIST cooperation group in North China. Medicine (Baltimore). 2017；96：e8240.
4) Chang SC, Liao CH, Wang SY, et al. Feasibility and timing of cytoreduction surgery in advanced (metastatic or recurrent) gastrointestinal stromal tumors during the era of imatinib. Medicine (Baltimore). 2015；94：e1014.
5) Bischof DA, Kim Y, Blazer DG 3rd, et al. Surgical management of advanced gastrointestinal stromal tumors：an international multi-institutional analysis of 158 patients. J Am Coll Surg. 2014；219：439-49.

外科 9 (CQ) イマチニブ奏効中の転移・再発GISTに対して，外科切除は有用か

推奨

イマチニブ奏効中の転移・再発GISTに対して，外科切除を行わないことを弱く推奨する

推奨の強さ：2（弱い）　エビデンスの強さ：D（非常に弱い）　合意率：94.1%（16/17名）

解説

転移・再発GISTに対するイマチニブは約80%の症例に有効性を示すが，B2222試験の結果によると，投与開始から2年以内に約半数で二次耐性が生じる[1)]。そこで，主に耐性病変出現の回避を目的として，イマチニブ奏効中に外科切除が行われることがあるが，その有用性は明らかではない。このため，本CQが設定された。

本CQに合致するRCTは1編のみであるが，患者の登録が進行せず早期終了となった。登録症例数は41例にとどまり，手術＋イマチニブ群19例と，イマチニブ群21例で検討された。観察期間中央値は23カ月，2年無増悪生存率は手術＋イマチニブ群が88.4%，イマチニブ単独群が57.7%で統計学的な有意差はなかったが（$p=0.089$），OS中央値は手術＋イマチニブ群が到達せず，イマチニブ単独群が49カ月で，手術＋イマチニブ群が有意に良好であった（$p=0.024$）[2)]。イマチニブ奏効中に手術を行った患者とイマチニブを継続した患者を比較した観察研究は3編の後ろ向き研究のみで，それぞれ12例と38例，42例と92例，27例と144例の手

外科治療領域

術群と手術なし群を比較検討し，1編でRFS，2編でOSが手術群において有意に良好であった[3-5]。しかし，これらの観察研究は患者背景のバイアスが非常に大きく，症例数も少ないためエビデンスとしては非常に弱い内容であった。

また，イマチニブ奏効中の転移・再発GISTに対して，外科切除を実施する意義がある症例は少なからず存在すると思われるものの，現時点では外科切除の有用性を示す十分なエビデンスは得られていない。本治療は高度な経験を有するGISTや肉腫の専門施設において行うことが望ましい試験的な治療であることから，専門家のコンセンサスとして「行わないことを弱く推奨する」とした。

検索資料・ハンドサーチ

本CQに対する文献検索の結果，PubMed 161編（検索年代：2013年以降），Cochrane 22編（検索年代：全期間）の文献が抽出され，これにハンドサーチ文献4編を追加して，計187編がスクリーニング対象となった。2回のスクリーニングを経て抽出された25編の論文を対象に，定性的システマティックレビューを実施した。

参考文献

1) Demetri GD, von Mehren M, Blanke CD, et al. Efficacy and safety of imatinib mesylate in advanced gastrointestinal stromal tumors. N Engl J Med. 2002；347：472-80.
2) Du CY, Zhou Y, Song C, et al. Is there a role of surgery in patients with recurrent or metastatic gastrointestinal stromal tumours responding to imatinib：a prospective randomised trial in China. Eur J Cancer. 2014；50：1772-8.
3) Bauer S, Hartmann JT, de Wit M, et al. Resection of residual disease in patients with metastatic gastrointestinal stromal tumors responding to treatment with imatinib. Int J Cancer. 2005；117：316-25.
4) Park SJ, Ryu MH, Ryoo BY, et al. The role of surgical resection following imatinib treatment in patients with recurrent or metastatic gastrointestinal stromal tumors：results of propensity score analyses. Ann Surg Oncol. 2014；21：4211-7.
5) Rubió-Casadevall J, Martinez-Trufero J, Garcia-Albeniz X, et al；Spanish Group for Research on Sarcoma（GEIS）. Role of surgery in patients with recurrent, metastatic, or unresectable locally advanced gastrointestinal stromal tumors sensitive to imatinib：a retrospective analysis of the Spanish Group for Research on Sarcoma（GEIS）. Ann Surg Oncol. 2015；22：2948-57.

外科 10 (CQ) 薬剤耐性の転移・再発 GIST に対して，外科切除は有用か

推奨

薬剤耐性の転移・再発 GIST に対して，外科切除を行わないことを弱く推奨する

推奨の強さ：2（弱い） エビデンスの強さ：D（非常に弱い） 合意率：100%（17/17 名）

解説

転移・再発 GIST はチロシンキナーゼ阻害薬（tyrosine kinase inhibitor；TKI）単独では治癒に至らず，薬剤耐性獲得により治療に難渋することもある。そこで，主に耐性病変の完全切除を目的として外科切除が行われることがあるが，その有用性は明らかではない。このため，本 CQ が設定された。

本 CQ に合致する RCT はなく，後ろ向き観察研究のみであった。イマチニブ部分耐性に対して外科切除の有無を比較した研究は 1 編のみであり，外科切除を行った 38 例と非切除 19 例が比較検討され，PFS, OS ともに外科切除群で有意に良好であった[1)]。イマチニブ部分耐性と全身耐性に対する外科切除後の長期成績に関する報告はそれぞれ 4 編と 2 編で，術後 PFS と OS はいずれも全身耐性に比べ部分耐性で良好であった[2-5)]。スニチニブ部分耐性に対して外科切除の有無を比較した研究は 1 編のみであり，外科切除を行った 26 例と非切除 43 例が比較検討され，PFS, OS ともに外科切除群で有意に良好であった[6)]。スニチニブ耐性に対する外科切除後の長期成績に関する報告は 2 編で，外科切除時のスニチニブ治療効果と PFS や OS に相関を認めなかった[5,7)]。これらの観察研究は患者背景のバイアスが非常に大きく，症例数も少ないためエビデンスとしては非常に弱い内容であった。

薬剤耐性の転移・再発 GIST に対して，外科切除を実施する意義がある症例は少なからず存在すると思われるものの，現時点では外科切除の有用性を示す十分なエビデンスは得られていない。本治療は高度な経験を有する GIST や肉腫の専門施設において行うことが望ましい試験的な治療であることから，専門家のコンセンサスとして「行わないことを弱く推奨する」とした。

検索資料・ハンドサーチ

本 CQ に対する文献検索の結果，PubMed 209 編（検索年代：2013 年以降），Cochrane 15 編（検索年代：全期間）の文献が抽出され，これにハンドサーチ文献 2 編を追加して，計 126 編がスクリーニング対象となった。2 回のスクリーニングを経て抽出された 12 編の論文を対象に，定性的システマティックレビューを実施した。イマチニブ耐性 GIST に関する報告が 8 編，スニチニブ耐性 GIST に関する報告が 3 編，レゴラフェニブ耐性 GIST に関する報告は 0 編であった。

参考文献

1) Gao X, Xue A, Fang Y, et al. Role of surgery in patients with focally progressive gastrointestinal stromal tumors resistant to imatinib. Sci Rep. 2016；6：22840.

外科治療領域

2) Hasegawa J, Kanda T, Hirota S, et al. Surgical interventions for focal progression of advanced gastrointestinal stromal tumors during imatinib therapy. Int J Clin Oncol. 2007；12：212-7.
3) Mussi C, Ronellenfitsch U, Jakob J, et al. Post-imatinib surgery in advanced/metastatic GIST：is it worthwhile in all patients? Ann Oncol. 2010；21：403-8.
4) Kanda T, Ishikawa T, Kosugi SI, et al. Prognostic factors after imatinib secondary resistance：survival analysis in patients with unresectable and metastatic gastrointestinal stromal tumors. Int J Clin Oncol. 2016；21：295-301.
5) Fairweather M, Balachandran VP, Li GZ, et al. Cytoreductive Surgery for Metastatic Gastrointestinal Stromal Tumors Treated With Tyrosine Kinase Inhibitors：A 2-institutional Analysis. Ann Surg. 2018；268：296-302.
6) Yeh CN, Wang SY, Tsai CY, et al. Surgical management of patients with progressing metastatic gastrointestinal stromal tumors receiving sunitinib treatment：A prospective cohort study. Int J Surg. 2017；39：30-6.
7) Raut CP, Wang Q, Manola J, et al. Cytoreductive surgery in patients with metastatic gastrointestinal stromal tumor treated with sunitinib malate. Ann Surg Oncol. 2010；17：407-15.

内科治療領域

1 総論

1 転移・再発 GIST の治療

(1) GIST の薬物治療（一次治療）

転移や局所進行のため切除不能であれば，内科治療が第一選択となる。病理組織学的に GIST の確定診断（アルゴリズム 1，2，3）が得られていることを確認し，主要臓器機能が温存されていれば，食後に 1 回イマチニブ 400 mg/日の連日投与を行う（内科 1（CQ））。イマチニブ治療中は一般的ながん薬物治療と同様に，定期的な問診，採血および画像診断（画像 4（CQ））による経過観察を行い，可能な限りイマチニブ治療を継続する（内科 2（BQ））。重篤な有害事象が確認された場合は，休薬または 300 mg/日までの減量を行うが，減量しても重篤な有害事象が出現したり，明らかな腫瘍増大が確認されたりした場合はイマチニブ治療を中止する。イマチニブの血中濃度測定は，イマチニブの増量や減量の判断材料となりうるが，用法・用量の変更には総合的な判断が必要である（内科 3（CQ））。腫瘍の体細胞変異とイマチニブ治療の PFS との関連を示唆する後ろ向き研究はあるものの，遺伝子変異によりイマチニブを含む薬剤選択を支持する報告はなく（内科 12（CQ）），遺伝子変異に関わらずイマチニブ，スニチニブ，レゴラフェニブの順で投与すべきである。

(2) イマチニブ耐性に対する薬物治療（二次治療以降）

イマチニブ耐性に対しては，スニチニブ治療が推奨される（内科 6（BQ））。スニチニブは ECOG performance status 0 または 1 の全身状態が良好な患者に有効性が示されており，標準用法・用量は 50 mg/日の 4 週投与，2 週休薬である。有害事象に応じて 37.5 mg/日，25 mg/日に減量するが，25 mg/日未満への減量については有効性が不明である。標準用法・用量に不耐の場合，減量以外に用法変更も選択肢となる（内科 11（CQ））。スニチニブは手足皮膚反応，高血圧，倦怠感，甲状腺機能低下，蛋白尿や骨髄抑制など多彩な有害事象が生じうることに注意が必要である[1]。イマチニブ同様，定期的な経過観察と画像検査を行い，耐えられない有害事象あるいは明らかな増大を認めればスニチニブ治療を中止する。

イマチニブ 400 mg/日の耐性例に対するイマチニブ増量は，本邦では保険適用されていないことに留意する。スニチニブと直接比較したデータはないものの増量による PFS の改善や一部の遺伝子変異例に対して治療効果が報告されており，増量が選択肢となっている国もある（内科 4（CQ））。

スニチニブ耐性に対してはレゴラフェニブ治療が推奨される（内科 7（BQ））。標準用量は 160 mg/日で，3 週投与，1 週休薬である。スニチニブ同様，全身状態良好な患者が対象であり，投与中は定期的な経過観察が必要である。有害事象もスニチニブと類似しているが，重篤な肝障害のリスクに注意が必要である。投与開始から 8 週間は定期的（1 回/週）に肝機能検査を実施する。標準用法・用量で重篤な有害事象が出現した場合は，80 mg/日までを下限として減量するが，減量以外に用法変更も選択肢となりうる（内科 11（CQ））。レゴラフェニブ耐性に対するチロシンキナーゼ阻害薬（tyrosine kinase inhibitor；TKI）の再投与については，個々の症例で投与の益が害を上回ると期待できれば投与を考慮する（内科 8（CQ））。

(3) その他の治療

転移病変に対する局所治療として切除（外科 10（CQ）），放射線治療（内科 9（CQ）），肝病変に対する肝動脈塞栓術（transcatheter arterial embolization；TAE）やRFA（内科 10（CQ））などが治療の候補となりうる（アルゴリズム 8）。これらの局所治療が生存期間の延長を示す研究はなく，個々の患者に最適な治療を選択する必要がある。スニチニブ，レゴラフェニブ耐性例に対する用法および用量の変更，TKI と局所療法の組み合わせや c-*kit*・*PDGFRA* 遺伝子以外の異常により発生する GIST の治療については十分なエビデンスは存在していない。分析学的妥当性が確立された NGS 検査等により，包括的なゲノムプロファイルを取得し治療を検討することも選択肢となるため，症例毎に肉腫治療の専門家を含めたカンファランスや GIST や肉腫の専門施設へのコンサルト・紹介などの柔軟な対応が求められる。

2 術後補助療法

完全切除された GIST で腫瘍径が大きい，核分裂像数が多い，あるいは腫瘍破裂を認める場合は，再発する可能性が高くなる。これら再発高リスク GIST（病理 5（BQ））に対して，3 年間のイマチニブ治療が RFS と OS において 1 年間を上回ることを示す比較試験が存在する。現時点では再発高リスク GIST に対する 3 年間のイマチニブ治療が標準となっている（内科 5-1（BQ））。さらに 3 年を超えるイマチニブの有用性は示されておらず，今後の研究が待たれるところである（内科 5-2（CQ））。スニチニブ，レゴラフェニブは術後補助療法としての有効性は示されていない。

参考文献

1) Demetri GD, van Oosterom AT, Garrett CR, et al. Efficacy and safety of sunitinib in patients with advanced gastrointestinal stromal tumour after failure of imatinib : a randomised controlled trial. Lancet. 2006 ; 368 : 1329-38.

2 CQ

内科 1（CQ） 標準用量開始が可能な転移・再発 GIST に対して，イマチニブの標準用量開始と比べて低用量開始は有用か

推奨

標準用量開始が可能な転移・再発 GIST に対して，イマチニブの低用量開始を行わないことを強く推奨する

推奨の強さ：1（強い） エビデンスの強さ：D（非常に弱い） 合意率：92.9%（13/14 名）

解説

イマチニブの標準用量（400 mg/日）開始が可能な症例に対する低用量開始の有効性を示す研究報告が存在しなかったため，低用量開始を示唆するエビデンスはない。転移・再発 GIST に対するイマチニブの有用性を示す臨床試験は，標準用量あるいは高用量（600 mg/日）で開始されていること，イマチニブの添付文書に「通常，成人にはイマチニブとして 1 日 1 回 400 mg を食後に経口投与」と示されていることから，標準用量可能な症例に対する低用量開始は妥当ではないとのコンセンサスが得られた。この推奨は標準用量開始が可能な症例が対象であり，全身状態や主要臓器機能などにより標準用量開始が不適切と判断される患者や，有害事象により標準用量が困難な場合は，安全性を考慮して減量を積極的に検討する必要がある。

検索資料・ハンドサーチ

本 CQ に対する文献検索の結果，PubMed 30 編（検索年代：全期間），Cochrane 5 編（検索年代：全期間）の文献が抽出され，計 35 編がスクリーニング対象となった。2 回のスクリーニングを経て抽出された文献はなく，定性的システマティックレビューを実施しなかった。

内科 2 (BQ) 転移・再発 GIST に対して，チロシンキナーゼ阻害薬が有効性を示した場合，治療中断は有用か

推奨

転移・再発 GIST に対して，チロシンキナーゼ阻害薬が有効性を示した場合，治療中断を行わないことを弱く推奨する

推奨の強さ：2（弱い） エビデンスの強さ：C（弱） 合意率：88.2%（15/17 名）

解説

転移・再発 GIST に対して，イマチニブが有効性を示した場合に治療中断を検討した RCT は 2 編あり，いずれもイマチニブの中断により PFS の悪化がみられている[1,2]。OS については統計学的に有意差はみられていない。いずれも小規模（50 例前後）な試験であり，有害事象の違いについても比較検証はされていない。QOL については 1 編の RCT で記載され有意差はみられない[1]。以上より，益と害のバランスは害が勝ると考えられたが，小規模な RCT によるためエビデンスの強さは弱く，「治療中断を行わないことを弱く推奨する」とした。患者の嗜好については毒性とのバランスでばらつく可能性がある。イマチニブ以外のチロシンキナーゼ阻害薬（tyrosine kinase inhibitor；TKI）について RCT は報告されていない。

検索資料・ハンドサーチ

本 BQ に対する文献検索の結果，PubMed 102 編（検索年代：2013 年以降），Cochrane 50 編（検索年代：全期間）の文献が抽出され，これにハンドサーチ文献 3 編を追加して，計 155 編がスクリーニング対象となった。2 回のスクリーニングを経て抽出された 7 編の論文を対象に，定性的システマティックレビューを実施した。

参考文献

1) Blay JY, Le Cesne A, Ray-Coquard I, et al. Prospective multicentric randomized phase III study of imatinib in patients with advanced gastrointestinal stromal tumors comparing interruption versus continuation of treatment beyond 1 year：the French Sarcoma Group. J Clin Oncol. 2007；25：1107-13.
2) Le Cesne A, Ray-Coquard I, Bui BN, et al；French Sarcoma Group. Discontinuation of imatinib in patients with advanced gastrointestinal stromal tumours after 3 years of treatment：an open-label multicentre randomised phase 3 trial. Lancet Oncol. 2010；11：942-9.

内科 3 (CQ) 転移・再発 GIST に対して，イマチニブの血中濃度測定は有用か

推奨

転移・再発 GIST に対して，イマチニブの血中濃度測定を行うことを弱く推奨する

推奨の強さ：2（弱い） エビデンスの強さ：D（非常に弱い） 合意率：87.5%（14/16 名）

解説

転移・再発 GIST に対するイマチニブの血中濃度測定の有用性を示すエビデンスは得られていない。一方，実臨床の場において血中濃度測定は，イマチニブ減量後の増量，薬物コンプライアンスの確認，イマチニブ 200 mg/日以下への減量などの限られた状況において，臨床判断の一助となりうる。さらに術後補助療法においては，薬剤効果を判断する病変が存在しないため，イマチニブ治療の継続あるいは中止，投与量の変更の判断に資する場合がある。転移・再発 GIST 全例に有用とは言い難い反面，上述のような場面では有用な場合もあることから，血中濃度測定を行うことを弱く推奨するとの判断となった。

血中濃度測定の結果のみで臨床判断を行い得るほど絶対的なものではないことから，総合的な臨床判断の一つの材料として利用されるべきであることに注意が必要である。

検索資料・ハンドサーチ

本 CQ に対する文献検索の結果，PubMed 22 編（検索年代：2013 年以降），Cochrane 23 編（検索年代：全期間）の文献が抽出され，計 45 編がスクリーニング対象となった。2 回のスクリーニングを経て抽出された 12 編の論文を対象に，定性的システマティックレビューを実施した。

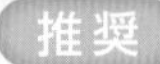

内科 4（CQ） イマチニブ400 mg/日投与中に増悪した転移・再発GISTに対して，投与量増加は有用か

推奨

イマチニブ400 mg/日投与中に増悪した転移・再発GISTに対して，投与量増加を行わないことを弱く推奨する

推奨の強さ：2（弱い） エビデンスの強さ：D（非常に弱い） 合意率：94.1％（16/17名）

解説

イマチニブ400 mg/日投与中に増悪した転移・再発GISTに対して，投与量増加の有用性を検討したRCTはなく，スニチニブと比較した症例対照研究とシステマティックレビュー論文について検討を行った[1-4]。イマチニブの増量はスニチニブと比べPFSでは劣り，OSには差がみられなかった。毒性のプロファイルには違いがみられた。益と害のバランスは，スニチニブと比べPFSが劣ることから害が勝ると考えられた。症例対照研究のみであり，エビデンスの強さは非常に弱く，イマチニブ400 mg/日投与中に増悪した転移・再発GISTに対してイマチニブの投与量増加を行わないことを弱く推奨するとした。しかし，イマチニブ投与量増加後にスニチニブを使用する場合と，最初からスニチニブへ切り替える場合についての比較はなされていないことに注意が必要である。本邦ではイマチニブ400 mg/日を超える用量での使用はGISTに対して保険適用外であるが，c-*kit*遺伝子exon 9変異陽性の場合，イマチニブ800 mg/日の有効性も報告されており[5]，海外のガイドラインでは推奨されている[6]。

検索資料・ハンドサーチ

本CQに対する文献検索の結果，PubMed 76編（検索年代：2013年以降），Cochrane 29編（検索年代：全期間）の文献が抽出され，計105編がスクリーニング対象となった。2回のスクリーニングを経て抽出された16編の論文を対象に，定性的システマティックレビューを実施した。

参考文献

1) Hislop J, Mowatt G, Sharma P, et al. Systematic review of escalated imatinib doses compared with sunitinib or best supportive care, for the treatment of people with unresectable/metastatic gastrointestinal stromal tumours whose disease has progressed on the standard imatinib dose. J Gastrointest Cancer. 2012；43：168-76.

2) Hislop J, Quayyum Z, Elders A, et al. Clinical effectiveness and cost-effectiveness of imatinib dose escalation for the treatment of unresectable and/or metastatic gastrointestinal stromal tumours that have progressed on treatment at a dose of 400 mg/day：a systematic review and economic evaluation. Health Technol Assess. 2011；15：1-178.

3) Vincenzi B, Nannini M, Fumagalli E, et al. Imatinib dose escalation versus sunitinib as a second line treatment in KIT exon 11 mutated GIST：a retrospective analysis. Oncotarget. 2016；7：69412-9.

4) Dong Z, Gao J, Gong J, et al. Clinical benefit of sunitinib in gastrointestinal stromal tumors with different exon 11 mutation genotypes. Future Oncol. 2017；13：2035-43.

5) Gastrointestinal Stromal Tumor Meta-Analysis Group（MetaGIST）. Comparison of two doses of imatinib

for the treatment of unresectable or metastatic gastrointestinal stromal tumors：a meta-analysis of 1,640 patients. J Clin Oncol. 2010；28：1247-53.
6) Casali PG, Abecassis N, Aro HT, et al；ESMO Guidelines Committee and EURACAN. Gastrointestinal stromal tumours：ESMO-EURACAN Clinical Practice Guidelines for diagnosis, treatment and follow-up. Ann Oncol. 2018；29（Suppl 4）：iv267.

内科 5-1（BQ） 再発高リスクまたは腫瘍破裂 GIST に対して，完全切除後 3 年間のイマチニブによる術後補助療法は有用か

推奨

再発高リスクまたは腫瘍破裂 GIST に対して，完全切除後 3 年間のイマチニブによる術後補助療法を行うことを強く推奨する

推奨の強さ：1（強い） エビデンスの強さ：B（中） 合意率：100%（17/17 名）

解説

再発高リスク（modified Fletcher 分類，リスク分類については病理 5（BQ）を参照）GIST を対象として完全切除後 3 年間のイマチニブと 1 年間のイマチニブを比較した良質な RCT が 1 編あり，RFS，OS の有意な改善が認められた[1,2]。長期の経過観察でも RFS，OS の改善は維持されていた。3 年間のイマチニブにより Grade 3 以上の有害事象は増加した。良質な RCT 1 編によるためエビデンスの強さは中，益と害のバランスは益が勝ると考えられ，強く推奨するとした。患者の嗜好についても一貫していると考えられる。

検索資料・ハンドサーチ

本 BQ に対する文献検索の結果，PubMed 435 編（検索年代：全期間，Cochrane 65 編（検索年代：全期間）の文献が抽出され，計 500 編がスクリーニング対象となった。2 回のスクリーニングを経て抽出された 43 編の論文を対象に，定性的システマティックレビューを実施した。

参考文献

1) Joensuu H, Eriksson M, Sundby Hall K, et al. One vs three years of adjuvant imatinib for operable gastrointestinal stromal tumor：a randomized trial. JAMA. 2012；307：1265-72.
2) Joensuu H, Eriksson M, Sundby Hall K, et al. Adjuvant Imatinib for High-Risk GI Stromal Tumor：Analysis of a Randomized Trial. J Clin Oncol. 2016；34：244-50.

内科 5-2（CQ） 再発高リスクまたは腫瘍破裂GISTに対して，完全切除後3年間を超えるイマチニブによる術後補助療法は有用か

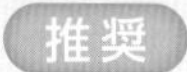

推奨なし

推奨の強さ：Not Graded　エビデンスの強さ：D（非常に弱い）　合意率：—（2回投票を行ったが合意形成に至らなかった）

解説

再発高リスクまたは腫瘍破裂GISTに対して，完全切除後3年間を超えるイマチニブによる術後補助療法を検討したRCTは報告されておらず，観察研究が1編あるのみであった[1)]。イマチニブの服用期間1年，1〜3年，3〜5年，5年超での群間比較ではあるが，3年間を超えるイマチニブでOS，PFSの改善傾向が認められた。有害事象は報告されていない。エビデンスレベルは非常に弱く，益と害のバランスも評価が困難であり，2回投票を行ったが合意形成に至らず，現時点では完全切除後3年間を超えるイマチニブによる術後補助療法を行うことも行わないことも推奨をつけることができなかった。現在3年を超えるイマチニブの意義を検討するRCTが進行中であり[2)]，その結果が待たれる。

検索資料・ハンドサーチ

本CQに対する文献検索の結果，PubMed 435編（検索年代：全期間，Cochrane 65編（検索年代：全期間）の文献が抽出され，計500編がスクリーニング対象となった。2回のスクリーニングを経て抽出された43編の論文を対象に，定性的システマティックレビューを実施した。

参考文献

1) Lin JX, Chen QF, Zheng CH, et al. Is 3-years duration of adjuvant imatinib mesylate treatment sufficient for patients with high-risk gastrointestinal stromal tumor? A study based on long-term follow-up. J Cancer Res Clin Oncol. 2017；143：727-34.

2) Casali PG, Abecassis N, Aro HT, et al；ESMO Guidelines Committee and EURACAN. Gastrointestinal stromal tumours：ESMO-EURACAN Clinical Practice Guidelines for diagnosis, treatment and follow-up. Ann Oncol. 2018；29（Suppl 4）：iv267.

内科 6 (BQ) イマチニブ不耐・不応の転移・再発 GIST に対して，スニチニブは有用か

推奨

イマチニブ不耐・不応の転移・再発 GIST に対して，スニチニブの使用を強く推奨する

推奨の強さ：1（強い） エビデンスの強さ：B（中） 合意率：100％（17/17 名）

解説

イマチニブ不耐・不応の転移・再発 GIST に対して，スニチニブとプラセボを比較した良質な RCT が 1 編あり，time to tumor progression は有意にスニチニブで改善したが，OS には有意差はみられなかった[1)]。プラセボ群ではスニチニブへのクロスオーバーが認められていたため，rank preserving structural failure time（RPSFT）分析を用いて解析するとスニチニブによる OS の改善傾向が認められた[2)]。毒性はスニチニブで増加した。良質な RCT1 編によるためエビデンスの強さは中，益と害のバランスは益が勝ると考えられ，強く推奨するとした。患者の嗜好についても一貫していると考えられる。

なお，推奨文には記載していないが，イマチニブ不応の GIST に対して二次治療でのパゾパニブ[3)]，レゴラフェニブ[4)]の有効性も報告されている（保険適用外）。イマチニブ不応の GIST には c-*kit* 遺伝子変異を有さないものも存在し，例えば *PDGFRA* D842V 変異はイマチニブ耐性として知られているが，avapritinib の有効性が報告され[5)]，海外では承認されている（本邦未承認）。標準治療に不耐・不応あるいは c-*kit* 遺伝子変異や *PDGFRA* 遺伝子変異を有しない場合は，分析学的妥当性が確立された NGS 検査等により，包括的なゲノムプロファイル取得を検討する。*NTRK* 融合遺伝子を認めれば，エヌトレクチニブ[6)]やラロトレクチニブ[7)]の有効性が期待される。

検索資料・ハンドサーチ

本 BQ に対する文献検索の結果，PubMed 196 編（検索年代：全期間），Cochrane 35 編（検索年代：全期間）の文献が抽出され，計 231 編がスクリーニング対象となった。2 回のスクリーニングを経て抽出された 23 編の論文を対象に，定性的システマティックレビューを実施した。

参考文献

1) Demetri GD, van Oosterom AT, Garrett CR, et al. Efficacy and safety of sunitinib in patients with advanced gastrointestinal stromal tumour after failure of imatinib：a randomised controlled trial. Lancet. 2006；368：1329-38.
2) Demetri GD, Garrett CR, Schöffski P, et al. Complete longitudinal analyses of the randomized, placebo-controlled, phase III trial of sunitinib in patients with gastrointestinal stromal tumor following imatinib failure. Clin Cancer Res. 2012；18：3170-9.
3) Mir O, Cropet C, Toulmonde M, et al；PAZOGIST study group of the French Sarcoma Groupe-Groupe d'Etude des Tumeurs Osseuses（GSF-GETO）. Pazopanib plus best supportive care versus best supportive care alone in advanced gastrointestinal stromal tumours resistant to imatinib and sunitinib（PAZOGIST）：a randomised, multicentre, open-label phase 2 trial. Lancet Oncol. 2016；17：632-41.

4) Naito Y, Doi T, Takahashi T, et al. Regorafenib as second line therapy for imatinib-resistant gastrointestinal stromal tumor（GIST）：A phase II study. Ann Oncol. 2019；30（Suppl 6）：vi88.
5) Heinrich MC, Jones RL, von Mehren M, et al. Avapritinib in advanced PDGFRA D842V-mutant gastrointestinal stromal tumour（NAVIGATOR）：a multicentre, open-label, phase 1 trial. Lancet Oncol. 2020；21：935-46. Erratum in：Lancet Oncol. 2020；21：e418.
6) Doebele RC, Drilon A, Paz-Ares L, et al；trial investigators. Entrectinib in patients with advanced or metastatic NTRK fusion-positive solid tumours：integrated analysis of three phase 1-2 trials. Lancet Oncol. 2020；21：271-82. Erratum in：Lancet Oncol. 2020；21：e70. Erratum in：Lancet Oncol. 2020；21：e341. Erratum in：Lancet Oncol. 2020；21：e372.
7) Hong DS, DuBois SG, Kummar S, et al. Larotrectinib in patients with TRK fusion-positive solid tumours：a pooled analysis of three phase 1/2 clinical trials. Lancet Oncol. 2020；21：531-40.

内科 7（BQ） スニチニブ不耐・不応の転移・再発 GIST に対して，レゴラフェニブは有用か

推奨

スニチニブ不耐・不応の転移・再発 GIST に対して，レゴラフェニブの使用を強く推奨する

推奨の強さ：1（強い） エビデンスの強さ：B（中） 合意率：100%（17/17 名）

解説

レゴラフェニブ療法の承認の根拠となる RCT が 1 編存在し，PFS におけるプラセボに対するレゴラフェニブ療法の優越性が示されている[1)]。本試験ではプラセボ群が増悪後に実薬群へのクロスオーバーを行っているため，OS における優越性については評価出来ていない。その後に報告されたメタアナリシス[2)]や前身の第 II 相臨床試験の長期成績[3)]でも，イマチニブおよびスニチニブ不応後の転移・切除不能 GIST に対するレゴラフェニブの有用性を支持する結果が示されている。

また，イマチニブおよびスニチニブ不応後の転移・切除不能 GIST に対するイマチニブ再導入に関する RCT（RIGHT 試験）[4)]にてイマチニブ再導入による PFS の改善が示されているが，イマチニブ群において奏効例はなく PFS 中央値も 1.8 カ月と長期的な効果が得られている症例が少なかったことを踏まえると，本対象はレゴラフェニブの投与が優先されるべきと考えられる。

RCT は 1 編のみであるが，稀少腫瘍であること，他に推奨される薬剤がないことから推奨の強さは「強い」とした。

検索資料・ハンドサーチ

本 BQ に対する文献検索の結果，PubMed 64 編（検索年代：全期間），Cochrane 50 編（検索年代：全期間）の文献が抽出され，計 114 編がスクリーニング対象となった。2 回のスクリーニングを経て抽出された 26 編の論文を対象に，定性的システマティックレビューを実施した。

またガイドライン改訂ワーキンググループにおける推奨の強さ決定の際に，イマチニブおよびスニチニブ不応後の転移・切除不能 GIST に対するイマチニブ再導入に関する RCT（RIGHT

試験）についても，解説文内で触れるべきであるという意見が出たため補足説明および文献追加を行った。

参考文献

1) Demetri GD, Reichardt P, Kang YK, et al；GRID study investigators. Efficacy and safety of regorafenib for advanced gastrointestinal stromal tumours after failure of imatinib and sunitinib（GRID）：an international, multicentre, randomised, placebo-controlled, phase 3 trial. Lancet. 2013；381：295-302.
2) Zhang Z, Jiang T, Wang W, et al. Efficacy and safety of regorafenib for advanced gastrointestinal stromal tumor after failure with imatinib and sunitinib treatment：A meta-analysis. Medicine（Baltimore）. 2017；96：e8698.
3) Ben-Ami E, Barysauskas CM, von Mehren M, et al. Long-term follow-up results of the multicenter phase II trial of regorafenib in patients with metastatic and/or unresectable GI stromal tumor after failure of standard tyrosine kinase inhibitor therapy. Ann Oncol. 2016；27：1794-9.
4) Kang YK, Ryu MH, Yoo C, et al. Resumption of imatinib to control metastatic or unresectable gastrointestinal stromal tumours after failure of imatinib and sunitinib（RIGHT）：a randomised, placebo-controlled, phase 3 trial. Lancet Oncol. 2013；14：1175-82.

内科 8（CQ） レゴラフェニブ不耐・不応の転移・再発 GIST に対して，イマチニブまたはスニチニブの再投与は有用か

推奨

レゴラフェニブ不耐・不応の転移・再発 GIST に対して，イマチニブまたはスニチニブの再投与を行うことを弱く推奨する

推奨の強さ：2（弱い） エビデンスの強さ：D（非常に弱い） 合意率：94.1%（16/17 名）

解説

レゴラフェニブに不耐・不応の症例に対して，他のチロシンキナーゼ阻害薬（tyrosine kinase inhibitor；TKI）が有用性を示したという論文は見当たらなかった。しかし，イマチニブ，スニチニブに不耐・不応の GIST に対するイマチニブ，スニチニブの再投与についての有効性は報告されており[1,2]，また少数ながらレゴラフェニブ既治療症例を含む標準治療に対するイマチニブとプラセボの RCT である RIGHT 試験[3]においてイマチニブの投与の有効性が検証されていることから，レゴラフェニブ不耐・不応の GIST に対して，イマチニブまたはスニチニブの再投与は一定の有効性があることが予測される[4]。またその RCT において特に重篤な有害事象は報告されておらず，現状，レゴラフェニブ不耐・不応の GIST に対する他の有効な薬剤は本邦では承認されていないことから，イマチニブまたはスニチニブの再投与を行うことは推奨される。しかし，エビデンスの強さも非常に弱いことから，弱く推奨するとした。

検索資料・ハンドサーチ

本 CQ に対する文献検索の結果，PubMed 108 編（検索年代：全期間），Cochrane 40 編（検索年代：全期間）の文献が抽出され，計 148 編がスクリーニング対象となった。2 回のスクリーニングを経て抽出された 10 編の論文を対象に，定性的システマティックレビューを実施した。

いずれの研究もレゴラフェニブ不耐・不応例ではなく時代背景によりイマチニブまたはスニチニブ不耐・不応例を対象としていた。標準治療終了後のイマチニブまたはスニチニブの再投与については有効性が示されていた。安全性についてはRCTで報告されていたが，コホート研究および症例対照研究では集計方法が異なり記載されていなかった。

参考文献

1) Italiano A, Cioffi A, Coco P, et al. Patterns of care, prognosis, and survival in patients with metastatic gastrointestinal stromal tumors（GIST）refractory to first-line imatinib and second-line sunitinib. Ann Surg Oncol. 2012；19：1551-9.
2) Sawaki A, Kanda T, Komatsu Y, et al. Impact of rechallenge with imatinib in patients with advanced gastrointestinal stromal tumor after failure of imatinib and sunitinib. Gastroenterol Res Pract. 2014；2014：342986.
3) Kang YK, Ryu MH, Yoo C, et al. Resumption of imatinib to control metastatic or unresectable gastrointestinal stromal tumours after failure of imatinib and sunitinib（RIGHT）：a randomised, placebo-controlled, phase 3 trial. Lancet Oncol. 2013；14：1175-82.
4) Vincenzi B, Nannini M, Badalamenti G, et al. Imatinib rechallenge in patients with advanced gastrointestinal stromal tumors following progression with imatinib, sunitinib and regorafenib. Ther Adv Med Oncol. 2018；10：1758835918794623.

内科 9（CQ）　転移・再発GISTに対して，放射線治療は有用か

推奨

転移・再発GISTに対して，放射線治療を行わないことを弱く推奨する

推奨の強さ：2（弱い）　エビデンスの強さ：D（非常に弱い）　合意率：94.1％（16/17名）

解説

GISTの放射線感受性はあまり高くないとされているが，実際の臨床現場では行われることがあり，転移・再発GISTに対する放射線治療の有用性については重要臨床課題である。転移性GISTに対する放射線治療は有用か，というCQに対して文献検索を行ったところ，2編の観察研究が抽出された。

2編とも症例集積研究で，1編は多施設の前向き研究[1)]，もう1編は単施設の後ろ向き研究[2)]であった。前向き研究では25例が登録され，チロシンキナーゼ阻害薬（tyrosine kinase inhibitor；TKI）使用中，もしくは使用後に増悪したGISTの肝，または腹腔内病変に対する30～40 Gyの放射線治療の有効性を見たものである。後ろ向き研究は15例，22の病変に対する放射線治療の有効性を見たものである。症例は1997年からとやや古く，TKIが使用されていない症例が4例含まれ，また病変部位や照射量も様々である。

PFSは前向き研究で4カ月，後ろ向き研究で7.1カ月と報告されている。また前向き研究では，照射部位の無増悪期間（time to progression；TTP）は16カ月と記載されていた。症状緩和効果は後ろ向き研究のみで報告され，15例中14例に症状緩和が得られたと報告されている。治療関連有害事象は後ろ向き研究のみで報告され，15例中1例のみGrade 3の下痢が見られた

と報告されている。ただGrade 3以上の有害事象のみ記載されており，Grade 2以下は不明である。前向き研究では治療に関連しない有害事象も含め報告されている。

以上の結果から，放射線治療は一時的な腫瘍制御や症状緩和には有用な可能性はあるが，観察研究のみで患者背景のばらつきも大きく，エビデンスレベルは非常に弱いとした。益と害のバランスについては，症状緩和効果は期待されるものの，OSの改善に関して有効性を示しているものは少なく，大きな有害事象はないが，治療コスト・通院負担などを考慮すると明らかに益が害を上回るとは言い難い。

以上より，本CQに対する推奨の強さは「弱い」とした。

検索資料・ハンドサーチ

本CQに対する文献検索の結果，PubMed 99編（検索年代：全期間），Cochrane 15編（検索年代：全期間）の文献が抽出され，計114編がスクリーニング対象となった。2回のスクリーニングを経て抽出された2編の論文を対象に，定性的システマティックレビューを実施した。

参考文献

1) Joensuu H, Eriksson M, Collan J, et al. Radiotherapy for GIST progressing during or after tyrosine kinase inhibitor therapy：A prospective study. Radiother Oncol. 2015；116：233-8.
2) Cuaron JJ, Goodman KA, Lee N, et al. External beam radiation therapy for locally advanced and metastatic gastrointestinal stromal tumors. Radiat Oncol. 2013；8：274.

内科 10 (CQ) GISTの肝転移に対して，外科切除以外の局所療法は有用か

推奨

薬剤耐性のGISTの肝転移に対して，外科切除以外の局所療法を行うことを弱く推奨する

推奨の強さ：2（弱い） エビデンスの強さ：D（非常に弱い） 合意率：100％（17/17名）

解説

GISTの肝転移に対して外科切除以外の局所療法（RFA含む）は有効か，というCQに対して文献検索を行い8編の観察研究が抽出され，定性的システマティックレビューを行った。8編の観察研究のうち，1編は症例対照研究[4]，7編は症例集積研究[1-3,5-8]であった。

症例対照研究[4]は海外の単施設の報告で，チロシンキナーゼ阻害薬（tyrosine kinase inhibitor；TKI）（イマチニブ，もしくはスニチニブ）治療中に増悪した肝転移に対し，ドキソルビシンを使用した肝動脈化学塞栓術（transcatheter arterial chemoembolization；TACE）を行った群と，ヒストリカルコントロールとしてTKI再導入もしくはBSCを行った群を比較している。ドキソルビシンの使用法は日本の添付文書の使用法とは異なっている。

7編の症例集積研究のうち，3編は古い研究[1-3]でGIST以外の肉腫も含めた研究であった。7編の研究のうち4編は[5-8]RFA，2編は肝動脈塞栓術（transcatheter arterial embolization；TAE），1編はTACE，1編はTAEもしくはTACEを行っていた。局所治療追加のタイミン

グについては，TKI 増悪，TKI 奏効中いずれも報告されていた。TKI はイマチニブやスニチニブなど様々で，同一研究中で混在していた。7 編の研究はいずれの研究も日本人以外を対象としていた。

PFS に関して，症例対照研究では，TACE 群における PFS は対照群よりも長かった（30 週 vs 12.9 週）と報告されている。また TACE 群における局所治療を受けた部位の無増悪期間（time to progression；TTP）は 47.1 週と報告されている。症例集積研究のうち GIST のみを対象とした研究は 4 編で，そのうち RFA を実施した 2 編の研究では中央値未到達，TAE を実施した 1 つの研究では 4.5 カ月，TACE を使用した報告では 7.0 カ月と報告されている。

症状緩和効果についてはいずれの研究にも記載がなかった。

治療関連有害事象は，ほとんどの合併症は発熱や穿刺部痛などであり重篤な有害事象の報告は少ない。

以上のことから，本 CQ に対するエビデンスは非常に弱いとした。一部の症例では腫瘍の増悪を抑えることが期待でき，有害事象も許容範囲内と考えられ，肝転移に限局した状況であるなら益が上回る可能性もあり「行うことを弱く推奨する」とした。なお，現在はレゴラフェニブなどの臨床導入により，上記エビデンスとは状況は異なっていることに注意が必要である。またどの患者に，いつのタイミングで追加するかなども明確ではなく，局所療法後薬物療法を継続することが重要である点に注意を要する。

検索資料・ハンドサーチ

本 CQ に対する文献検索の結果，PubMed 277 編（検索年代：全期間），Cochrane 30 編（検索年代：全期間）の文献が抽出され，計 307 編がスクリーニング対象となった。2 回のスクリーニングを経て抽出された 8 編の論文を対象に，定性的システマティックレビューを実施した。

参考文献

1）Jung JH, Won HJ, Shin YM, et al. Safety and Efficacy of Radiofrequency Ablation for Hepatic Metastases from Gastrointestinal Stromal Tumor. J Vasc Interv Radiol. 2015；26：1797-802.

2）Takaki H, Litchman T, Covey A, et al. Hepatic artery embolization for liver metastasis of gastrointestinal stromal tumor following imatinib and sunitinib therapy. J Gastrointest Cancer. 2014；4：494-9.

3）Hakimé A, Le Cesne A, Deschamps F, et al. A role for adjuvant RFA in managing hepatic metastases from gastrointestinal stromal tumors（GIST）after treatment with targeted systemic therapy using kinase inhibitors. Cardiovasc Intervent Radiol. 2014；37：132-9.

4）Cao G, Li J, Shen L, et al. Transcatheter arterial chemoembolization for gastrointestinal stromal tumors with liver metastases. World J Gastroenterol. 2012；18：6134-40.

5）Jones RL, McCall J, Adam A, et al. Radiofrequency ablation is a feasible therapeutic option in the multi modality management of sarcoma. Eur J Surg Oncol. 2010；36：477-82.

6）Kobayashi K, Szklaruk J, Trent JC, et al. Hepatic arterial embolization and chemoembolization for imatinib-resistant gastrointestinal stromal tumors. Am J Clin Oncol. 2009；32：574-81.

7）Kobayashi K, Gupta S, Trent JC, et al. Hepatic artery chemoembolization for 110 gastrointestinal stromal tumors：response, survival, and prognostic factors. Cancer. 2006；107：2833-41.

8）Maluccio MA, Covey AM, Schubert J, et al. Treatment of metastatic sarcoma to the liver with bland embolization. Cancer. 2006；107：1617-23.

内科 11 (CQ) スニチニブおよびレゴラフェニブの標準用法用量の不耐GISTに対して，スニチニブおよびレゴラフェニブの投与スケジュールの変更は推奨されるか

推奨

スニチニブおよびレゴラフェニブの標準用法用量の不耐GISTに対して，スニチニブおよびレゴラフェニブの投与スケジュールの変更を行うことを弱く推奨する

推奨の強さ：2（弱い） エビデンスの強さ：D（非常に弱い） 合意率：94.1%（16/17名）

解説

本CQに対する前向きの第Ⅲ相臨床試験は存在せず，スニチニブで前向きの第Ⅲ相臨床試験が1編のみであった[1)]。レゴラフェニブでは前向きの研究は無く後ろ向き研究のみであった[2-8)]。いずれも減量での連日投与などの報告であるが，前向き研究も，その他の後ろ向き研究も，安全性や有効性を大きく損なう報告は無く，正当なスケジュール投与が不能な場合には許容できると考える。しかし，強く推奨できる要素は無いため，スニチニブおよびレゴラフェニブの標準用法用量の不耐GISTに対して，スニチニブおよびレゴラフェニブの投与スケジュールの変更を行うことを弱く推奨する。

検索資料・ハンドサーチ

本CQに対する文献検索の結果，PubMed 46編（検索年代：全期間），Cochrane 15編（検索年代：全期間）の文献が抽出され，計61編がスクリーニング対象となった。2回のスクリーニングを経て抽出された20編の論文を対象に，定性的システマティックレビューを実施した。

参考文献

1) George S, Blay JY, Casali PG, et al. Clinical evaluation of continuous daily dosing of sunitinib malate in patients with advanced gastrointestinal stromal tumour after imatinib failure. Eur J Cancer. 2009；45：1959-68.

2) Demetri GD, Heinrich MC, Fletcher JA, et al. Molecular target modulation, imaging, and clinical evaluation of gastrointestinal stromal tumor patients treated with sunitinib malate after imatinib failure. Clin Cancer Res. 2009；15：5902-9.

3) Saponara M, Lolli C, Nannini M, et al. Alternative schedules or integration strategies to maximise treatment duration with sunitinib in patients with gastrointestinal stromal tumours. Oncology Lett. 2014；8：1793-9.

4) Komatsu Y, Ohki E, Ueno N, et al. Safety, efficacy and prognostic analyses of sunitinib in the post-marketing surveillance study of Japanese patients with gastrointestinal stromal tumor. Jpn J Clin Oncol. 2015；45：1016-22.

5) Reichardt P, Kang YK, Rutkowski P, et al. Clinical outcomes of patients with advanced gastrointestinal stromal tumors：safety and efficacy in a worldwide treatment-use trial of sunitinib. Cancer. 2015；121：1405-13.

6) Nannini M, Nigro MC, Vincenzi B, et al. Personalization of regorafenib treatment in metastatic gastrointestinal stromal tumours in real-life clinical practice. Ther Adv Med Oncol. 2017；9：731-9.

7) Schvartsman G, Wagner MJ, Amini B, et al. Treatment patterns, efficacy and toxicity of regorafenib in

gastrointestinal stromal tumour patients. Sci Rep. 2017；7：9519.
8) Son MK, Ryu MH, Park JO, et al. Efficacy and Safety of Regorafenib in Korean Patients with Advanced Gastrointestinal Stromal Tumor after Failure of Imatinib and Sunitinib：A Multicenter Study Based on the Management Access Program. Cancer Res Treat. 2017；49：350-7.

内科 12（CQ） GIST 治療におけるチロシンキナーゼ阻害薬の選択に遺伝子解析は有用か

推奨

GIST 治療におけるチロシンキナーゼ阻害薬の選択に遺伝子解析を行わないことを弱く推奨する

推奨の強さ：2（弱い） エビデンスの強さ：D（非常に弱い） 合意率：88.2％（15/17 名）

解説

本 CQ に対する前向き試験のデータは存在しない。二次スクリーニングにて抽出された報告は，いずれも薬剤選択を目的とした遺伝子解析ではなく，同一の薬剤の治療効果と遺伝子解析結果の関連性の検討であり，本 CQ への解答として十分な情報は得られなかった。
しかしながら，遺伝子解析結果により，チロシンキナーゼ阻害薬（tyrosine kinase inhibitor；TKI）治療の PFS における治療効果予測となる可能性を示唆するデータが存在することから[1-13]，上記推奨内容とした。

検索資料・ハンドサーチ

本 CQ に対する文献検索の結果，PubMed 327 編（検索年代：全期間），Cochrane 41 編（検索年代：全期間）の文献が抽出され，計 368 編がスクリーニング対象となった。2 回のスクリーニングを経て抽出された 41 編の論文を対象に，定性的システマティックレビューを実施した。

参考文献

1) Zhi X, Zhou X, Wang W, et al. Practical role of mutation analysis for imatinib treatment in patients with advanced gastrointestinal stromal tumors：a meta-analysis. PLoS One. 2013；8：e79275.
2) Farag S, Somaiah N, Choi H, et al. Clinical characteristics and treatment outcome in a large multicentre observational cohort of PDGFRA exon 18 mutated gastrointestinal stromal tumour patients. Eur J Cancer. 2017；76：76-83.
3) Ben-Ami E, Barysauskas CM, von Mehren M, et al. Long-term follow-up results of the multicenter phase II trial of regorafenib in patients with metastatic and/or unresectable GI stromal tumor after failure of standard tyrosine kinase inhibitor therapy. Ann Oncol. 2016；27：1794-9.
4) Reichardt P, Demetri GD, Gelderblom H, et al. Correlation of KIT and PDGFRA mutational status with clinical benefit in patients with gastrointestinal stromal tumor treated with sunitinib in a worldwide treatment-use trial. BMC Cancer. 2016；16：22.
5) Patrikidou A, Domont J, Chabaud S, et al. Long-term outcome of molecular subgroups of GIST patients treated with standard-dose imatinib in the BFR14 trial of the French Sarcoma Group. Eur J Cancer. 2016；52：173-80.

6) Heinrich MC, Maki RG, Corless CL, et al. Primary and secondary kinase genotypes correlate with the biological and clinical activity of sunitinib in imatinib-resistant gastrointestinal stromal tumor. J Clin Oncol. 2008；26：5352-9.
7) Heinrich MC, Owzar K, Corless CL, et al. Correlation of kinase genotype and clinical outcome in the North American Intergroup Phase III Trial of imatinib mesylate for treatment of advanced gastrointestinal stromal tumor：CALGB 150105 Study by Cancer and Leukemia Group B and Southwest Oncology Group. J Clin Oncol. 2008；26：5360-7.
8) Debiec-Rychter M, Dumez H, Judson I, et al. Use of c-KIT/PDGFRA mutational analysis to predict the clinical response to imatinib in patients with advanced gastrointestinal stromal tumours entered on phase I and II studies of the EORTC Soft Tissue and Bone Sarcoma Group. Eur J Cancer. 2004；40：689-95.
9) Heinrich MC, Corless CL, Demetri GD, et al. Kinase mutations and imatinib response in patients with metastatic gastrointestinal stromal tumor. J Clin Oncol. 2003；21：4342-9.
10) Yoo C, Ryu MH, Jo J, et al. Efficacy of Imatinib in Patients with Platelet-Derived Growth Factor Receptor Alpha-Mutated Gastrointestinal Stromal Tumors. Cancer Res Treat. 2016；48：546-52.
11) Osuch C, Rutkowski P, Brzuszkiewicz K, et al. The outcome of targeted therapy in advanced gastrointestinal stromal tumors（GIST）with non-exon 11 KIT mutations. Pol Przegl Chir. 2014；86：325-32.
12) Kang HJ, Ryu MH, Kim KM, et al. Imatinib efficacy by tumor genotype in Korean patients with advanced gastrointestinal stromal tumors (GIST)：The Korean GIST Study Group (KGSG) study. Acta Oncol. 2012；51：528-36.
13) Yoon DH, Ryu MH, Ryoo BY, et al. Sunitinib as a second-line therapy for advanced GISTs after failure of imatinib：relationship between efficacy and tumor genotype in Korean patients. Invest New Drugs. 2012；30：819-27.

附録

1 検索式

本ガイドライン第4版では，全てのCQ・BQにおける文献検索を日本医学図書館協会に依頼した。

1 画像診断領域

画像1（BQ） GISTが疑われる患者の確定診断にEUS-FNAは有用か

PubMed 検索日：2018年3月21日（水）

Search No	Search Strategy	Result
#01	"Gastrointestinal Stromal Tumors/diagnosis"［MH］	1,932
#02	(Gastrointestinal Stromal Neoplasm*［TIAB］OR Gastrointestinal Stromal Tumo*［TIAB］OR Gastrointestinal Stromal Sarcoma*［TIAB］OR GIST［TIAB］）AND (diagnos*［TIAB］OR detect*［TIAB］OR screening*［TIAB］）	3,821
#03	"Endoscopic Ultrasound-Guided Fine Needle Aspiration"［MH］	1,651
#04	Endoscopic Ultrasound Guided Fine Needle Aspiration*［TIAB］OR EUS-FNA［TIAB］	2,278
#05	(#1 OR #2）AND（#3 OR #4）	124
#06	#5 AND ("Cochrane Database Syst Rev"［TA］OR "Meta-Analysis"［PT］OR systematic［SB］OR "Guideline"［PT］OR "Guidelines as Topic"［MH］OR "Consensus"［MH］OR "Consensus Development Conferences as Topic"［MH］OR ((meta-analysis［TI］OR guideline*［TI］OR "systematic review"［TI］OR consensus［TI］）NOT Medline［SB］）)	3
#07	#5 AND ("Randomized Controlled Trial"［PT］OR "Randomized Controlled Trials as Topic"［MH］OR（random*［TIAB］NOT medline［SB］）)	5
#08	#5 AND ("Clinical Study"［PT］OR "Clinical Studies as Topic"［MH］OR ((clinical trial*［TIAB］OR clinical stud*［TIAB］OR case control*［TIAB］OR case comparison*［TIAB］OR observational stud*［TIAB］）NOT medline［SB］）)	7
#09	(#7 OR #8）NOT #6	9
#10	#5 AND ("Epidemiologic Research Design"［MH］OR "Study Characteristics"［PT］OR "Epidemiologic Study Characteristics"［MH］OR "Diagnosis, Differential"［MH］OR "Diagnostic Errors"［MH］OR ((cohort*［TIAB］OR comparative stud*［TIAB］OR retrospective stud*［TIAB］OR prospective stud*［TIAB］OR longitudinal*［TIAB］OR control group*［TIAB］OR Specificit*［TIAB］OR Sensitivit*［TIAB］OR accurac*［TIAB］）NOT medline［SB］）)	82
#11	#10 NOT（#6 OR #9）	74

Cochrane Library 検索日：2018年3月21日（水）

Search No	Search Strategy	Result
#01	Gastrointestinal Stromal Neoplasm*:ti,ab,kw OR Gastrointestinal Stromal Tumo*:ti,ab,kw OR Gastrointestinal Stromal Sarcoma*:ti,ab,kw OR GIST:ti,ab,kw	478

#02	Endoscopic Ultrasound Guided Fine Needle Aspiration*:ti,ab,kw OR EUS-FNA:ti,ab,kw	299
#03	#1 and #2	20
#04	#3 CDSR	0
#05	#3 CCRCT	20

画像 2（BQ）　GIST 患者の病期診断や再発診断に CT，MRI は有用か

PubMed　　検索日：2018 年 3 月 21 日（水）

Search No	Search Strategy	Result
#01	"Gastrointestinal Stromal Tumors/diagnosis" [MH]	1,932
#02	(Gastrointestinal Stromal Neoplasm* [TIAB] OR Gastrointestinal Stromal Tumo* [TIAB] OR Gastrointestinal Stromal Sarcoma* [TIAB] OR GIST [TIAB]) AND (diagnos* [TIAB] OR detect* [TIAB] OR screening* [TIAB])	3,821
#03	"Tomography, X-Ray Computed" [MH] OR "Magnetic Resonance Imaging" [MH]	693,548
#04	"Computed Tomography" [TIAB] OR "Computed X Ray Tomography" [TIAB] OR "Computer Assisted Tomography" [TIAB] OR "Computerized Tomography" [TIAB] OR CT X Ray* [TIAB] OR Tomodensitometry [TIAB] OR X-Ray CAT Scan* [TIAB] OR X-Ray CT Scan* [TIAB] OR Cine CT* [TIAB] OR "Electron Beam Tomography" [TIAB] OR "X Ray Computerized Axial Tomography" [TIAB] OR Magnetic Resonance Imaging* [TIAB] OR "NMR Imaging" [TIAB] OR "MR Tomography" [TIAB] OR "NMR Tomography" [TIAB] OR MRI [TIAB] OR Zeugmatography [TIAB] OR Chemical Shift Imaging* [TIAB] OR "Proton Spin Tomography" [TIAB] OR "Magnetization Transfer Contrast Imaging" [TIAB] OR MRI Scan* [TIAB] OR fMRI [TIAB] OR Functional MRI* [TIAB] OR Spin Echo Imaging* [TIAB]	521,916
#05	"Neoplasm Staging" [MH] OR "Neoplasm Recurrence, Local" [MH] OR "Recurrence" [MH]	403,579
#06	Neoplasm Staging* [TIAB] OR Tumor Staging* [TIAB] OR Cancer Staging* [TIAB] OR TNM Staging* [TIAB] OR TNM Classification* [TIAB] OR timing* [TIAB] OR recurren* [TIAB]	595,342
#07	(#1 OR #2) AND (#3 OR #4) AND (#5 OR #6)	271
#08	#7 AND ("Cochrane Database Syst Rev" [TA] OR "Meta-Analysis" [PT] OR systematic [SB] OR "Guideline" [PT] OR "Guidelines as Topic" [MH] OR "Consensus" [MH] OR "Consensus Development Conferences as Topic" [MH] OR ((meta-analysis [TI] OR guideline* [TI] OR "systematic review" [TI] OR consensus [TI]) NOT Medline [SB]))	8
#09	#7 AND ("Randomized Controlled Trial" [PT] OR "Randomized Controlled Trials as Topic" [MH] OR (random* [TIAB] NOT medline [SB]))	7
#10	#7 AND ("Clinical Study" [PT] OR "Clinical Studies as Topic" [MH] OR ((clinical trial* [TIAB] OR clinical stud* [TIAB] OR case control* [TIAB] OR case comparison* [TIAB] OR observational stud* [TIAB]) NOT medline [SB]))	15
#11	(#9 OR #10) NOT #8	15
#12	#7 AND ("Epidemiologic Research Design" [MH] OR "Study Characteristics" [PT] OR "Epidemiologic Study Characteristics" [MH] OR "Diagnosis, Differential" [MH] OR "Diagnostic Errors" [MH] OR ((cohort* [TIAB] OR comparative stud* [TIAB] OR retrospective stud* [TIAB] OR prospective stud* [TIAB] OR longitudinal* [TIAB] OR control group* [TIAB] OR Specificit* [TIAB] OR Sensitivit* [TIAB] OR accurac* [TIAB]) NOT medline [SB]))	192

#13	#12 NOT（#8 OR #11）	173

Cochrane Library　検索日：2018 年 3 月 21 日（水）

Search No	Search Strategy	Result
#01	Gastrointestinal Stromal Neoplasm*:ti,ab,kw OR Gastrointestinal Stromal Tumo*:ti,ab,kw OR Gastrointestinal Stromal Sarcoma*:ti,ab,kw OR GIST:ti,ab,kw	478
#02	"Computed Tomography":ti,ab,kw or "Computed X Ray Tomography":ti,ab,kw or "Computer Assisted Tomography":ti,ab,kw or "Computerized Tomography":ti,ab,kw or "CT X Ray":ti,ab,kw or Tomodensitometry:ti,ab,kw or "X-Ray CAT Scan":ti,ab,kw or "X-Ray CT Scan":ti,ab,kw or "Cine CT":ti,ab,kw or "Electron Beam Tomography":ti,ab,kw or "X Ray Computerized Axial Tomography":ti,ab,kw or "Magnetic Resonance Imaging":ti,ab,kw or "NMR Imaging":ti,ab,kw or "MR Tomography":ti,ab,kw or "NMR Tomography":ti,ab,kw or MRI:ti,ab,kw or Zeugmatography:ti,ab,kw or "Chemical Shift Imaging":ti,ab,kw or "Proton Spin Tomography":ti,ab,kw or "Magnetization Transfer Contrast Imaging":ti,ab,kw or "MRI Scan":ti,ab,kw or fMRI:ti,ab,kw or "Functional MRI":ti,ab,kw or "Spin Echo Imaging":ti,ab,kw	29,314
#03	Neoplasm Staging*:ti,ab,kw OR Tumor Staging*:ti,ab,kw OR Cancer Staging*:ti,ab,kw OR TNM Staging*:ti,ab,kw OR TNM Classification*:ti,ab,kw OR timing*:ti,ab,kw OR recurren*:ti,ab,kw	92,874
#04	#1 and #2 and #3	11
#05	#4 CDSR	0
#06	#4 CCRCT	11

画像 3（BQ）　GIST 患者の病期診断や再発診断に FDG-PET/CT は有用か

PubMed　検索日：2018 年 3 月 21 日（水）

Search No	Search Strategy	Result
#01	"Gastrointestinal Stromal Tumors/diagnosis"［MH］	1,932
#02	(Gastrointestinal Stromal Neoplasm*［TIAB］OR Gastrointestinal Stromal Tumo*［TIAB］OR Gastrointestinal Stromal Sarcoma*［TIAB］OR GIST［TIAB］) AND (diagnos*［TW］OR detect*［TW］OR screening*［TW］)	4,948
#03	"Positron Emission Tomography Computed Tomography"［MH］AND "Fluorodeoxyglucose F18"［MH］	1,524
#04	((Fluorodeoxyglucose*［TIAB］OR FDG［TIAB］) AND (Positron Emission Tomography Computed Tomograph*［TIAB］OR Positron Emission Tomography CT*［TIAB］OR PET computed tomograph*［TIAB］OR PET CT*［TIAB］OR CT PET*［TIAB］OR PET scan*［TIAB］OR PET imaging*［TIAB］)) OR FDG PET*［TIAB］	25,372
#05	"Neoplasm Staging"［MH］OR "Neoplasm Recurrence, Local"［MH］OR "Recurrence"［MH］	403,579
#06	Neoplasm Staging*［TIAB］OR Tumor Staging*［TIAB］OR Cancer Staging*［TIAB］OR TNM Staging*［TIAB］OR TNM Classification*［TIAB］OR timing*［TIAB］OR recurren*［TIAB］	595,342
#07	(#1 OR #2) AND (#3 OR #4) AND (#5 OR #6)	41
#08	(#1 OR #2) AND (#3 OR #4)	143

#09	#8 AND ("Cochrane Database Syst Rev" [TA] OR "Meta-Analysis" [PT] OR systematic [SB] OR "Guideline" [PT] OR "Guidelines as Topic" [MH] OR "Consensus" [MH] OR "Consensus Development Conferences as Topic" [MH] OR ((meta-analysis [TI] OR guideline* [TI] OR "systematic review" [TI] OR consensus [TI]) NOT Medline [SB]))	6
#10	#8 AND ("Randomized Controlled Trial" [PT] OR "Randomized Controlled Trials as Topic" [MH] OR (random* [TIAB] NOT medline [SB]))	5
#11	#8 AND ("Clinical Study" [PT] OR "Clinical Studies as Topic" [MH] OR ((clinical trial* [TIAB] OR clinical stud* [TIAB] OR case control* [TIAB] OR case comparison* [TIAB] OR observational stud* [TIAB]) NOT medline [SB]))	21
#12	(#10 OR #11) NOT #9	21
#13	#8 AND ("Epidemiologic Research Design" [MH] OR "Study Characteristics" [PT] OR "Epidemiologic Study Characteristics" [MH] OR "Diagnosis, Differential" [MH] OR "Diagnostic Errors" [MH] OR ((cohort* [TIAB] OR comparative stud* [TIAB] OR retrospective stud* [TIAB] OR prospective stud* [TIAB] OR longitudinal* [TIAB] OR control group* [TIAB] OR Specificit* [TIAB] OR Sensitivit* [TIAB] OR accurac* [TIAB]) NOT medline [SB]))	111
#14	#13 NOT (#9 OR #12)	86

Cochrane Library　　検索日：2018 年 3 月 21 日（水）

Search No	Search Strategy	Result
#01	Gastrointestinal Stromal Neoplasm*:ti,ab,kw OR Gastrointestinal Stromal Tumo*:ti,ab,kw OR Gastrointestinal Stromal Sarcoma*:ti,ab,kw OR GIST:ti,ab,kw	478
#02	((Fluorodeoxyglucose*:ti,ab,kw OR FDG:ti,ab,kw) AND (Positron Emission Tomography Computed Tomograph*:ti,ab,kw OR Positron Emission Tomography CT*:ti,ab,kw OR PET computed tomograph*:ti,ab,kw OR PET CT*:ti,ab,kw OR CT PET*:ti,ab,kw OR PET scan*:ti,ab,kw OR PET imaging*:ti,ab,kw)) OR FDG PET*:ti,ab,kw	29,314
#03	Neoplasm Staging*:ti,ab,kw OR Tumor Staging*:ti,ab,kw OR Cancer Staging*:ti,ab,kw OR TNM Staging*:ti,ab,kw OR TNM Classification*:ti,ab,kw OR timing*:ti,ab,kw OR recurren*:ti,ab,kw	62,874
#04	#1 and #2 and #3	3
#05	#4 CDSR	0
#06	#4 CCRCT	3

画像 4（CQ）　GIST に対する薬物療法の治療効果判定に FDG-PET/CT の追加は有用か

PubMed　　検索日：2018 年 3 月 21 日（水）;

Search No	Search Strategy	Result
#01	"Gastrointestinal Stromal Tumors/diagnosis" [MH]	1,932
#02	(Gastrointestinal Stromal Neoplasm* [TIAB] OR Gastrointestinal Stromal Tumo* [TIAB] OR Gastrointestinal Stromal Sarcoma* [TIAB] OR GIST [TIAB]) AND (diagnos* [TW] OR detect* [TW] OR screening* [TW])	4,948
#03	"Tomography, X-Ray Computed" [MH] OR "Magnetic Resonance Imaging" [MH]	693,548

#04	"Computed Tomography" [TIAB] OR "Computed X Ray Tomography" [TIAB] OR "Computer Assisted Tomography" [TIAB] OR "Computerized Tomography" [TIAB] OR CT X Ray* [TIAB] OR Tomodensitometry [TIAB] OR X-Ray CAT Scan* [TIAB] OR X-Ray CT Scan* [TIAB] OR Cine CT* [TIAB] OR "Electron Beam Tomography" [TIAB] OR "X Ray Computerized Axial Tomography" [TIAB] OR Magnetic Resonance Imaging* [TIAB] OR "NMR Imaging" [TIAB] OR "MR Tomography" [TIAB] OR "NMR Tomography" [TIAB] OR MRI [TIAB] OR Zeugmatography [TIAB] OR Chemical Shift Imaging* [TIAB] OR "Proton Spin Tomography" [TIAB] OR "Magnetization Transfer Contrast Imaging" [TIAB] OR MRI Scan* [TIAB] OR fMRI [TIAB] OR Functional MRI* [TIAB] OR Spin Echo Imaging* [TIAB]	521,916
#05	"Positron Emission Tomography Computed Tomography" [MH] AND " Fluorodeoxyglucose F18" [MH]	1,524
#06	((Fluorodeoxyglucose* [TIAB] OR FDG [TIAB]) AND (Positron Emission Tomography Computed Tomograph* [TIAB] OR Positron Emission Tomography CT* [TIAB] OR PET computed tomograph* [TIAB] OR PET CT* [TIAB] OR CT PET* [TIAB] OR PET scan* [TIAB] OR PET imaging* [TIAB])) OR FDG PET* [TIAB]	25,372
#07	"Treatment Outcome" [MH]	858,595
#08	Treatment Outcome* [TIAB] OR therapeutic effect* [TIAB] OR therapeutic response* [TIAB] OR Treatment Assess* [TIAB] OR response assessment* [TIAB] OR treatment response* [TIAB] OR Response Evaluation* [TIAB] OR response criteria* [TIAB]	133,942
#09	(#1 OR #2) AND (#3 OR #4 OR #5 OR #6) AND (#7 OR #8)	265
#10	#9 AND ("Cochrane Database Syst Rev" [TA] OR "Meta-Analysis" [PT] OR systematic [SB] OR "Guideline" [PT] OR "Guidelines as Topic" [MH] OR "Consensus" [MH] OR "Consensus Development Conferences as Topic" [MH] OR ((meta-analysis [TI] OR guideline* [TI] OR "systematic review" [TI] OR consensus [TI]) NOT Medline [SB]))	6
#11	#9 AND ("Randomized Controlled Trial" [PT] OR "Randomized Controlled Trials as Topic" [MH] OR (random* [TIAB] NOT medline [SB]))	10
#12	#9 AND ("Clinical Study" [PT] OR "Clinical Studies as Topic" [MH] OR ((clinical trial* [TIAB] OR clinical stud* [TIAB] OR case control* [TIAB] OR case comparison* [TIAB] OR observational stud* [TIAB]) NOT medline [SB]))	35
#13	(#11 OR #12) NOT #10	35
#14	#9 AND ("Epidemiologic Research Design" [MH] OR "Study Characteristics" [PT] OR "Epidemiologic Study Characteristics" [MH] OR "Diagnosis, Differential" [MH] OR "Diagnostic Errors" [MH] OR ((cohort* [TIAB] OR comparative stud* [TIAB] OR retrospective stud* [TIAB] OR prospective stud* [TIAB] OR longitudinal* [TIAB] OR control group* [TIAB] OR Specificit* [TIAB] OR Sensitivit* [TIAB] OR accurac* [TIAB]) NOT medline [SB]))	222
#15	#14 NOT (#10 OR #13)	183

Cochrane Library　　検索日：2018年3月21日（水）;

Search No	Search Strategy	Result
#01	Gastrointestinal Stromal Neoplasm*:ti,ab,kw OR Gastrointestinal Stromal Tumo*:ti,ab,kw OR Gastrointestinal Stromal Sarcoma*:ti,ab,kw OR GIST:ti,ab,kw	478

#02	“Computed Tomography”:ti,ab,kw or “Computed X Ray Tomography”:ti,ab,kw or “Computer Assisted Tomography”:ti,ab,kw or “Computerized Tomography”:ti,ab,kw or “CT X Ray”:ti,ab,kw or Tomodensitometry:ti,ab,kw or “X-Ray CAT Scan”:ti,ab,kw or “X-Ray CT Scan”:ti,ab,kw or “Cine CT”:ti,ab,kw or “Electron Beam Tomography”:ti,ab,kw or “X Ray Computerized Axial Tomography”:ti,ab,kw or “Magnetic Resonance Imaging”:ti,ab,kw or “NMR Imaging”:ti,ab,kw or “MR Tomography”:ti,ab,kw or “NMR Tomography”:ti,ab,kw or MRI:ti,ab,kw or Zeugmatography:ti,ab,kw or “Chemical Shift Imaging”:ti,ab,kw or “Proton Spin Tomography”:ti,ab,kw or “Magnetization Transfer Contrast Imaging”:ti,ab,kw or “MRI Scan”:ti,ab,kw or fMRI:ti,ab,kw or “Functional MRI”:ti,ab,kw or “Spin Echo Imaging”:ti,ab,kw	29,314
#03	((Fluorodeoxyglucose*:ti,ab,kw OR FDG:ti,ab,kw) AND (Positron Emission Tomography Computed Tomograph*:ti,ab,kw OR Positron Emission Tomography CT*:ti,ab,kw OR PET computed tomograph*:ti,ab,kw OR PET CT*:ti,ab,kw OR CT PET*:ti,ab,kw OR PET scan*:ti,ab,kw OR PET imaging*:ti,ab,kw)) OR FDG PET*:ti,ab,kw	1,863
#04	Treatment Outcome*:ti,ab,kw OR therapeutic effect*:ti,ab,kw OR therapeutic response*:ti,ab,kw OR Treatment Assess*:ti,ab,kw OR response assessment*:ti,ab,kw OR treatment response*:ti,ab,kw OR Response Evaluation*:ti,ab,kw OR response criteria*:ti,ab,kw	437,175
#05	#1 and (#2 or #3) and #4	30
#06	#5 CDSR	0
#07	#5 CCRCT	30

2 病理診断領域

病理 1（BQ） GIST の鑑別には HE 染色での形態診断と KIT 免疫染色は有用か

PubMed 検索日：2018 年 3 月 23 日（金）

Search No	Search Strategy	Result
#01	“Gastrointestinal Stromal Tumors/diagnosis” [MH] OR “Gastrointestinal Stromal Tumors/pathology” [MH]	3,847
#02	(Gastrointestinal Stromal Neoplasm* [TIAB] OR Gastrointestinal Stromal Tumo* [TIAB] OR Gastrointestinal Stromal Sarcoma* [TIAB] OR GIST [TIAB]) AND (diagnos* [TIAB] OR detect* [TIAB] OR screening* [TIAB] OR patholog* [TIAB] OR histopatholog* [TIAB] OR clinicopatholog* [TIAB])	4,706
#03	“Eosine Yellowish-(YS)” [MH] AND “Hematoxylin” [MH]	994
#04	HE stain* [TIAB] OR hematoxylin eosin stain* [TIAB]	6,999
#05	“Proto-Oncogene Proteins c-kit” [MH]	7,936
#06	KIT [TIAB]	48,056
#07	“Diagnosis, Differential” [MH]	424,317
#08	Differential Diagnos* [TIAB]	119,559
#09	(#1 OR #2) AND (#3 OR #4 OR #5 OR #6) AND (#7 OR #8)	249
#10	#9 AND 2013:2018 [DP]	47
#11	#10 AND (“Cochrane Database Syst Rev” [TA] OR “Meta-Analysis” [PT] OR systematic [SB] OR “Guideline” [PT] OR “Guidelines as Topic” [MH] OR “Consensus” [MH] OR “Consensus Development Conferences as Topic” [MH] OR ((meta-analysis [TI] OR guideline* [TI] OR “systematic review” [TI] OR consensus [TI]) NOT Medline [SB]))	1

#12	#10 AND (“Randomized Controlled Trial” [PT] OR “Randomized Controlled Trials as Topic” [MH] OR (random* [TIAB] NOT medline [SB]))	1
#13	#10 AND (“Clinical Study” [PT] OR “Clinical Studies as Topic” [MH] OR ((clinical trial* [TIAB] OR clinical stud* [TIAB] OR case control* [TIAB] OR case comparison* [TIAB] OR observational stud* [TIAB]) NOT medline [SB]))	1
#14	#10 AND (“Epidemiologic Research Design” [MH] OR “Study Characteristics” [PT] OR “Epidemiologic Study Characteristics” [MH] OR “Diagnostic Errors” [MH] OR ((cohort* [TIAB] OR comparative stud* [TIAB] OR retrospective stud* [TIAB] OR prospective stud* [TIAB] OR longitudinal* [TIAB] OR control group* [TIAB] OR Specificit* [TIAB] OR Sensitivit* [TIAB] OR accurac* [TIAB]) NOT medline [SB]))	24
#15	(#12 OR #13 OR #14) NOT #11	23
#16	#10 NOT (#11 OR #15)	23

※病理 1（BQ）については他 CQ と同様，Cochrane Library の検索を実施しているが，検索結果が 0 編であったため，日本医学図書館協会から検索式が納品されなかった。

病理 2（BQ）　GIST の鑑別診断に KIT 以外の免疫染色は有用か

PubMed　　検索日：2018 年 3 月 23 日（金）

Search No	Search Strategy	Result
#01	“Gastrointestinal Stromal Tumors/diagnosis” [MH] OR “Gastrointestinal Stromal Tumors/pathology” [MH]	3,847
#02	(Gastrointestinal Stromal Neoplasm* [TIAB] OR Gastrointestinal Stromal Tumo* [TIAB] OR Gastrointestinal Stromal Sarcoma* [TIAB] OR GIST [TIAB]) AND (diagnos* [TIAB] OR detect* [TIAB] OR screening* [TIAB] OR patholog* [TIAB] OR histopatholog* [TIAB] OR clinicopatholog* [TIAB] OR immunohistochemi* [TIAB])	5,055
#03	“ANO1 protein, human” [Supplementary Concept]	274
#04	DOG1* [TIAB] OR “DOG 1” [TIAB]	589
#05	“SDHB protein, human” [Supplementary Concept]	312
#06	succinate dehydrogenase subunit B* [TIAB] OR SDBH [TIAB]	124
#07	(#1 OR #2) AND (#3 OR #4 OR #5 OR #6)	231
#08	#7 AND 2013:2018 [DP]	155
#09	#8 AND (“Cochrane Database Syst Rev” [TA] OR “Meta-Analysis” [PT] OR systematic [SB] OR “Guideline” [PT] OR “Guidelines as Topic” [MH] OR “Consensus” [MH] OR “Consensus Development Conferences as Topic” [MH] OR ((meta-analysis [TI] OR guideline* [TI] OR “systematic review” [TI] OR consensus [TI]) NOT Medline [SB]))	3
#10	#8 AND (“Randomized Controlled Trial” [PT] OR “Randomized Controlled Trials as Topic” [MH] OR (random* [TIAB] NOT medline [SB]))	1
#11	#8 AND (“Clinical Study” [PT] OR “Clinical Studies as Topic” [MH] OR ((clinical trial* [TIAB] OR clinical stud* [TIAB] OR case control* [TIAB] OR case comparison* [TIAB] OR observational stud* [TIAB]) NOT medline [SB]))	2
#12	#8 AND (“Epidemiologic Research Design” [MH] OR “Study Characteristics” [PT]OR “Epidemiologic Study Characteristics”[MH]OR “Diagnosis, Differential” [MH] OR “Diagnostic Errors” [MH] OR ((cohort* [TIAB] OR comparative stud* [TIAB] OR retrospective stud* [TIAB] OR prospective stud* [TIAB] OR longitudinal* [TIAB] OR control group* [TIAB] OR Specificit* [TIAB] OR Sensitivit* [TIAB] OR accurac* [TIAB]) NOT medline [SB]))	73

#13	(#10 OR #11 OR #12) NOT #9	73
#14	#8 NOT (#9 OR #13)	79

Cochrane Library 検索日：2018 年 3 月 23 日（金）

Search No	Search Strategy	Result
#01	Gastrointestinal Stromal Neoplasm*:ti,ab,kw OR Gastrointestinal Stromal Tumo*:ti,ab,kw OR Gastrointestinal Stromal Sarcoma*:ti,ab,kw OR GIST:ti,ab,kw	478
#02	DOG1*:ti,ab,kw OR "DOG 1":ti,ab,kw	2
#03	succinate dehydrogenase subunit B*:ti,ab,kw OR SDBH:ti,ab,kw	7
#04	#1 and (#2 or #3)	2
#05	#4 CDSR	0
#06	#4 CCRCT	2

病理 3（BQ） 免疫染色で KIT 陰性または弱陽性の GIST の診断に遺伝子解析は有用か

PubMed 検索日：2018 年 3 月 23 日（金）

Search No	Search Strategy	Result
#01	"Gastrointestinal Stromal Tumors/diagnosis" [MH] OR "Gastrointestinal Stromal Tumors/pathology" [MH] OR "Gastrointestinal Stromal Tumors/genetics" [MH]	4,236
#02	(Gastrointestinal Stromal Neoplasm* [TIAB] OR Gastrointestinal Stromal Tumo* [TIAB] OR Gastrointestinal Stromal Sarcoma* [TIAB] OR GIST [TIAB]) AND (diagnos* [TW] OR detect* [TW] OR screening* [TW] OR patholog* [TW] OR histopatholog* [TW] OR clinicopatholog* [TW] OR immunohistochemi* [TW] OR genetic* [TW])	7,359
#03	"Proto-Oncogene Proteins c-kit" [MH] AND (negative* [TIAB] OR weak [TIAB])	1,105
#04	KIT [TIAB] AND (negative* [TIAB] OR weak [TIAB])	6,646
#05	"Mutation" [MH]	693,576
#06	Mutation* [TIAB]	557,886
#07	"Receptor, Platelet-Derived Growth Factor alpha" [MH]	2,153
#08	"Platelet Derived Growth Factor alpha Receptor" [TIAB] OR PDGFRalpha* [TIAB] OR PDGF R alpha* [TIAB] OR CD140a Antigen* [TIAB] OR PDGFR2* [TIAB] OR PDGF alpha Receptor* [TIAB] OR PDGFRA [TIAB]	3,251
#09	(#1 OR #2) AND (#3 OR #4) AND (#5 OR #6 OR #7 OR #8)	281
#10	#9 AND 2013:2018 [DP]	81
#11	#10 AND ("Cochrane Database Syst Rev" [TA] OR "Meta-Analysis" [PT] OR systematic [SB] OR "Guideline" [PT] OR "Guidelines as Topic" [MH] OR "Consensus" [MH] OR "Consensus Development Conferences as Topic" [MH] OR ((meta-analysis [TI] OR guideline* [TI] OR "systematic review" [TI] OR consensus [TI]) NOT Medline [SB]))	1
#12	#10 AND ("Randomized Controlled Trial" [PT] OR "Randomized Controlled Trials as Topic" [MH] OR (random* [TIAB] NOT medline [SB]))	0
#13	#10 AND ("Clinical Study" [PT] OR "Clinical Studies as Topic" [MH] OR ((clinical trial* [TIAB] OR clinical stud* [TIAB] OR case control* [TIAB] OR case comparison* [TIAB] OR observational stud* [TIAB]) NOT medline [SB]))	4

#14	#10 AND（"Epidemiologic Research Design" [MH] OR "Study Characteristics" [PT]OR "Epidemiologic Study Characteristics"[MH]OR "Diagnosis, Differential" [MH] OR "Diagnostic Errors" [MH] OR ((cohort* [TIAB] OR comparative stud* [TIAB] OR retrospective stud* [TIAB] OR prospective stud* [TIAB] OR longitudinal* [TIAB] OR control group* [TIAB] OR Specificit* [TIAB] OR Sensitivit* [TIAB] OR accurac* [TIAB]) NOT medline [SB]))	34
#15	(#12 OR #13 OR #14) NOT #11	34
#16	#10 NOT（#11 OR #15）	46

Cochrane Library 検索日：2018 年 3 月 23 日（金）

Search No	Search Strategy	Result
#01	Gastrointestinal Stromal Neoplasm*:ti,ab,kw OR Gastrointestinal Stromal Tumo*:ti,ab,kw OR Gastrointestinal Stromal Sarcoma*:ti,ab,kw OR GIST:ti,ab,kw	478
#02	KIT:ti,ab,kw AND（negative*:ti,ab,kw OR weak:ti,ab,kw）	267
#03	Mutation*:ti,ab,kw	8,092
#04	"Platelet Derived Growth Factor alpha Receptor":ti,ab,kw OR PDGFRalpha*:ti,ab,kw OR PDGF R alpha*:ti,ab,kw OR CD140a Antigen*:ti,ab,kw OR PDGFR2*:ti,ab,kw OR PDGF alpha Receptor*:ti,ab,kw OR PDGFRA:ti,ab,kw	112
#05	#1 and #2 and（#3 or #4）	2
#06	#5 CDSR	0
#07	#5 CCRCT	2

病理 4（BQ） GIST は臓器別に頻度や悪性度に違いはあるか

PubMed 検索日：2018 年 3 月 23 日（金）

Search No	Search Strategy	Result
#01	"Gastrointestinal Stromal Tumors/pathology" [MH] OR "Gastrointestinal Stromal Tumors/genetics" [MH]	3,159
#02	(Gastrointestinal Stromal Neoplasm* [TIAB] OR Gastrointestinal Stromal Tumo* [TIAB] OR Gastrointestinal Stromal Sarcoma* [TIAB] OR GIST [TIAB]) AND (patholog* [TW] OR histopatholog* [TW] OR clinicopatholog* [TW] OR immunohistochemi* [TW] OR genetic* [TW])	6,102
#03	"Mitotic Index" [MH] OR "Phenotype" [MH] OR "Prognosis" [MH]	1,662,098
#04	mitotic* [TIAB] OR phenotype* [TIAB] OR prognos* [TIAB]	926,706
#05	Site* [TIAB]	1,219,552
#06	(#1 OR #2) AND (#3 OR #4) AND #5	329
#07	#6 AND 2013:2018 [DP]	121
#08	#7 AND ("Cochrane Database Syst Rev" [TA] OR "Meta-Analysis" [PT] OR systematic [SB] OR "Guideline" [PT] OR "Guidelines as Topic" [MH] OR "Consensus" [MH] OR "Consensus Development Conferences as Topic" [MH] OR ((meta-analysis [TI] OR guideline* [TI] OR "systematic review" [TI] OR consensus [TI]) NOT Medline [SB]))	2
#09	#7 AND ("Randomized Controlled Trial" [PT] OR "Randomized Controlled Trials as Topic" [MH] OR (random* [TIAB] NOT medline [SB]))	1
#10	#7 AND ("Clinical Study" [PT] OR "Clinical Studies as Topic" [MH] OR ((clinical trial* [TIAB] OR clinical stud* [TIAB] OR case control* [TIAB] OR case comparison* [TIAB] OR observational stud* [TIAB]) NOT medline [SB]))	7

#11	#7 AND ("Epidemiologic Research Design" [MH] OR "Study Characteristics" [PT]OR "Epidemiologic Study Characteristics"[MH]OR "Diagnosis, Differential" [MH] OR "Diagnostic Errors" [MH] OR ((cohort* [TIAB] OR comparative stud* [TIAB] OR retrospective stud* [TIAB] OR prospective stud* [TIAB] OR longitudinal* [TIAB] OR control group* [TIAB] OR Specificit* [TIAB] OR Sensitivit* [TIAB] OR accurac* [TIAB]) NOT medline [SB]))	91
#12	(#9 OR #10 OR #11) NOT #8	91
#13	#7 NOT (#8 OR #12)	28

Cochrane Library 検索日：2018年3月23日（金）

Search No	Search Strategy	Result
#01	Gastrointestinal Stromal Neoplasm*:ti,ab,kw OR Gastrointestinal Stromal Tumo*:ti,ab,kw OR Gastrointestinal Stromal Sarcoma*:ti,ab,kw OR GIST:ti,ab,kw	478
#02	mitotic*:ti,ab,kw OR phenotype*:ti,ab,kw OR prognos*:ti,ab,kw	38,538
#03	Site*:ti,ab,kw	44,537
#04	#1 and #2 and #3	7
#05	#4 CDSR	0
#06	#4 CCRCT	7

病理5（BQ）　GISTの悪性度評価に再発リスク分類は有用か

PubMed 検索日：2018年3月23日（金）

Search No	Search Strategy	Result
#01	("Gastrointestinal Stromal Tumors/pathology"[MH]OR "Gastrointestinal Stromal Tumors/diagnosis" [MH]) AND "Gastrointestinal Stromal Tumors/surgery" [MH]	1,335
#02	(Gastrointestinal Stromal Neoplasm* [TIAB] OR Gastrointestinal Stromal Tumo* [TIAB] OR Gastrointestinal Stromal Sarcoma* [TIAB] OR GIST [TIAB]) AND (patholog* [TIAB] OR histopatholog* [TIAB] OR clinicopatholog* [TIAB] OR immunohistochemi* [TIAB] OR diagnos* [TIAB] OR detect* [TIAB] OR screening* [TIAB]) AND (surg* [TIAB] OR operati* [TIAB] OR resection* [TIAB])	2,308
#03	"Prognosis" [MH]	1,401,466
#04	prognos* [TIAB]	507,638
#05	"Risk Assessment" [MH] OR "Risk Factors" [MH]	878,178
#06	Risk Assessment* [TIAB] OR Risk Factor* [TIAB] OR risk classification* [TIAB] OR modified [TIAB]	956,047
#07	"Mitotic Index" [MH] OR "Rupture" [MH]	50,561
#08	mitotic* [TIAB] OR size* [TIAB] OR rupture* [TIAB]	1,078,673
#09	(#1 OR #2) AND (#3 OR #4) AND (#5 OR #6 OR #7 OR #8)	672
#10	#9 AND 2013:2018 [DP]	271
#11	#10 AND ("Cochrane Database Syst Rev" [TA] OR "Meta-Analysis" [PT] OR systematic [SB] OR "Guideline" [PT] OR "Guidelines as Topic" [MH] OR "Consensus" [MH] OR "Consensus Development Conferences as Topic" [MH] OR ((meta-analysis [TI] OR guideline* [TI] OR "systematic review" [TI] OR consensus [TI]) NOT Medline [SB]))	10

#12	#10 AND ("Randomized Controlled Trial" [PT] OR "Randomized Controlled Trials as Topic" [MH] OR (random* [TIAB] NOT medline [SB]))	5
#13	#10 AND ("Clinical Study" [PT] OR "Clinical Studies as Topic" [MH] OR ((clinical trial* [TIAB] OR clinical stud* [TIAB] OR case control* [TIAB] OR case comparison* [TIAB] OR observational stud* [TIAB]) NOT medline [SB]))	24
#14	#10 AND ("Epidemiologic Research Design" [MH] OR "Study Characteristics" [PT]OR "Epidemiologic Study Characteristics"[MH]OR "Diagnosis, Differential" [MH] OR "Diagnostic Errors" [MH] OR ((cohort* [TIAB] OR comparative stud* [TIAB] OR retrospective stud* [TIAB] OR prospective stud* [TIAB] OR longitudinal* [TIAB] OR control group* [TIAB] OR Specificit* [TIAB] OR Sensitivit* [TIAB] OR accurac* [TIAB]) NOT medline [SB]))	211
#15	(#12 OR #13 OR #14) NOT #11	206
#16	#10 NOT (#11 OR #15)	55

Cochrane Library　　検索日：2018 年 3 月 23 日（金）

Search No	Search Strategy	Result
#01	"Gastrointestinal Stromal Neoplasm":ti,ab,kw OR "Gastrointestinal Stromal Tumor":ti,ab,kw OR "Gastrointestinal Stromal Sarcoma":ti,ab,kw OR GIST:ti,ab,kw	353
#02	prognos*:ti,ab,kw	33,936
#03	Risk Assessment*:ti,ab,kw OR Risk Factor*:ti,ab,kw OR risk classification*:ti,ab,kw OR modified:ti,ab,kw OR mitotic*:ti,ab,kw OR size*:ti,ab,kw OR rupture*:ti,ab,kw	166,096
#04	#1 and #2 and #3	21
#05	#4 CDSR	0
#06	#4 CCRCT	21

病理 6（BQ）　GIST の悪性度（再発リスク）評価に生検は有用か

PubMed　　検索日：2018 年 3 月 23 日（金）

Search No	Search Strategy	Result
#01	"Gastrointestinal Stromal Tumors/diagnosis" [MH] OR "Gastrointestinal Stromal Tumors/pathology" [MH]	3,847
#02	(Gastrointestinal Stromal Neoplasm* [TIAB] OR Gastrointestinal Stromal Tumo* [TIAB] OR Gastrointestinal Stromal Sarcoma* [TIAB] OR GIST [TIAB]) AND (patholog* [TW] OR histopatholog* [TW] OR clinicopatholog* [TW] OR cytopatholog* [TW] OR biops* [TW])	5,222
#03	"Endoscopic Ultrasound-Guided Fine Needle Aspiration" [MH]	1,651
#04	Endoscopic Ultrasound-Guided Fine Needle Aspiration* [TIAB] OR EUS-FNA* [TIAB]	2,309
#05	(#1 OR #2) AND (#3 OR #4)	127
#06	#5 AND 2013:2018 [DP]	58
#07	#6 AND ("Cochrane Database Syst Rev" [TA] OR "Meta-Analysis" [PT] OR systematic [SB] OR "Guideline" [PT] OR "Guidelines as Topic" [MH] OR "Consensus" [MH] OR "Consensus Development Conferences as Topic" [MH] OR ((meta-analysis [TI] OR guideline* [TI] OR "systematic review" [TI] OR consensus [TI]) NOT Medline [SB]))	1

#08	#6 AND ("Randomized Controlled Trial" [PT] OR "Randomized Controlled Trials as Topic" [MH] OR (random* [TIAB] NOT medline [SB]))	5
#09	#6 AND ("Clinical Study" [PT] OR "Clinical Studies as Topic" [MH] OR ((clinical trial* [TIAB] OR clinical stud* [TIAB] OR case control* [TIAB] OR case comparison* [TIAB] OR observational stud* [TIAB]) NOT medline [SB]))	4
#10	#6 AND ("Epidemiologic Research Design" [MH] OR "Study Characteristics" [PT] OR "Epidemiologic Study Characteristics" [MH] OR "Diagnosis, Differential" [MH] OR "Diagnostic Errors" [MH] OR ((cohort* [TIAB] OR comparative stud* [TIAB] OR retrospective stud* [TIAB] OR prospective stud* [TIAB] OR longitudinal* [TIAB] OR control group* [TIAB] OR Specificit* [TIAB] OR Sensitivit* [TIAB] OR accurac* [TIAB]) NOT medline [SB]))	39
#11	(#8 OR #9 OR #10) NOT #7	40
#12	#6 NOT (#7 OR #11)	17

Cochrane Library　　検索日：2018年3月23日（金）

Search No	Search Strategy	Result
#01	Gastrointestinal Stromal Neoplasm*:ti,ab,kw OR Gastrointestinal Stromal Tumo*:ti,ab,kw OR Gastrointestinal Stromal Sarcoma*:ti,ab,kw OR GIST:ti,ab,kw	478
#02	patholog*:ti,ab,kw OR histopatholog*:ti,ab,kw OR clinicopatholog*:ti,ab,kw OR cytopatholog*:ti,ab,kw OR biops*:ti,ab,kw	40,271
#03	Endoscopic Ultrasound-Guided Fine Needle Aspiration*:ti,ab,kw OR EUS-FNA*:ti,ab,kw	291
#04	#1 and #2 and #3	19
#05	#4 CDSR	0
#06	#4 CCRCT	19

病理7（BQ）　GISTにおいてKIT免疫染色と *c-kit* 遺伝子変異とは関係があるか

PubMed　　検索日：2018年3月23日（金）

Search No	Search Strategy	Result
#01	"Gastrointestinal Stromal Tumors/genetics" [MH] OR "Gastrointestinal Stromal Tumors/pathology" [MH]	3,160
#02	(Gastrointestinal Stromal Neoplasm* [TIAB] OR Gastrointestinal Stromal Tumo* [TIAB] OR Gastrointestinal Stromal Sarcoma* [TIAB] OR GIST [TIAB]) AND (patholog* [TW] OR histopatholog* [TW] OR clinicopatholog* [TW] OR cytopatholog* [TW] OR immunohistochemi* [TW] OR genetic* [TW])	6,108
#03	"Proto-Oncogene Proteins c-kit" [MH]	7,938
#04	KIT [TIAB]	48,075
#05	"Immunohistochemistry" [MH]	571,511
#06	Immunohistochemi* [TIAB] OR Immunostain* [TIAB] OR stain* [TIAB]	652,385
#07	"Mutation" [MH]	693,640
#08	Mutation* [TIAB]	557,992
#09	"Genotype" [MH]	366,185
#10	genotyp* [TIAB] OR wild [TIAB]	591,951
#11	(#1 OR #2) AND (#3 OR #4) AND (#5 OR #6) AND (#7 OR #8) AND (#9 OR #10)	140

#12	#11 AND 2013:2018 [DP]	54
#13	#12 AND ("Cochrane Database Syst Rev" [TA] OR "Meta-Analysis" [PT] OR systematic [SB] OR "Guideline" [PT] OR "Guidelines as Topic" [MH] OR "Consensus" [MH] OR "Consensus Development Conferences as Topic" [MH] OR ((meta-analysis [TI] OR guideline* [TI] OR "systematic review" [TI] OR consensus [TI]) NOT Medline [SB]))	0
#14	#12 AND ("Randomized Controlled Trial" [PT] OR "Randomized Controlled Trials as Topic" [MH] OR (random* [TIAB] NOT medline [SB]))	0
#15	#12 AND ("Clinical Study" [PT] OR "Clinical Studies as Topic" [MH] OR ((clinical trial* [TIAB] OR clinical stud* [TIAB] OR case control* [TIAB] OR case comparison* [TIAB] OR observational stud* [TIAB]) NOT medline [SB]))	1
#16	#12 AND ("Epidemiologic Research Design" [MH] OR "Study Characteristics" [PT]OR "Epidemiologic Study Characteristics"[MH]OR "Diagnosis, Differential" [MH] OR "Diagnostic Errors" [MH] OR ((cohort* [TIAB] OR comparative stud* [TIAB] OR retrospective stud* [TIAB] OR prospective stud* [TIAB] OR longitudinal* [TIAB] OR control group* [TIAB] OR Specificit* [TIAB] OR Sensitivit* [TIAB] OR accurac* [TIAB]) NOT medline [SB]))	16
#17	#14 OR #15 OR #16	16
#18	#12 NOT #17	38

Cochrane Library 検索日：2018 年 3 月 23 日（金）

Search No	Search Strategy	Result
#01	Gastrointestinal Stromal Neoplasm*:ti,ab,kw OR Gastrointestinal Stromal Tumo*:ti,ab,kw OR Gastrointestinal Stromal Sarcoma*:ti,ab,kw OR GIST:ti,ab,kw	478
#02	KIT:ti,ab,kw	1,987
#03	Immunohistochemi*:ti,ab,kw OR Immunostain*:ti,ab,kw OR stain*:ti,ab,kw	10,429
#04	Mutation*:ti,ab,kw	8,092
#05	genotyp*:ti,ab,kw OR wild:ti,ab,kw	12,752
#06	#1 and #2 and #3 and #4 and #5	1
#07	#1 and #2 and #3 and #5	1
#08	#7 CDSR	0
#09	#7 CCRCT	1

病理 8（BQ） イマチニブ一次耐性 GIST における遺伝子解析は有用か

PubMed 検索日：2018 年 3 月 23 日（金）

Search No	Search Strategy	Result
#01	"Gastrointestinal Stromal Tumors/diagnosis" [MH] OR "Gastrointestinal Stromal Tumors/genetics" [MH] OR "Gastrointestinal Stromal Tumors/pathology" [MH]	4,237
#02	(Gastrointestinal Stromal Neoplasm* [TIAB] OR Gastrointestinal Stromal Tumo* [TIAB] OR Gastrointestinal Stromal Sarcoma* [TIAB] OR GIST [TIAB]) AND (diagnos* [TW] OR patholog* [TW] OR histopatholog* [TW] OR clinico-patholog* [TW] OR cytopatholog* [TW] OR immunohistochemi* [TW] OR genetic* [TW])	7,208
#03	"Imatinib Mesylate" [MH]	9,238

#04	Imatinib* [TIAB]	11,861
#05	"Drug Resistance, Neoplasm" [MH]	40,611
#06	primary [TIAB] AND resistan* [TIAB]	51,717
#07	(#1 OR #2) AND (#3 OR #4) AND (#5 OR #6)	390
#08	#7 AND 2013:2018 [DP]	126
#09	#8 AND ("Cochrane Database Syst Rev" [TA] OR "Meta-Analysis" [PT] OR systematic [SB] OR "Guideline" [PT] OR "Guidelines as Topic" [MH] OR "Consensus" [MH] OR "Consensus Development Conferences as Topic" [MH] OR ((meta-analysis [TI] OR guideline* [TI] OR "systematic review" [TI] OR consensus [TI]) NOT Medline [SB]))	6
#10	#8 AND ("Randomized Controlled Trial" [PT] OR "Randomized Controlled Trials as Topic" [MH] OR (random* [TIAB] NOT medline [SB]))	6
#11	#8 AND ("Clinical Study" [PT] OR "Clinical Studies as Topic" [MH] OR ((clinical trial* [TIAB] OR clinical stud* [TIAB] OR case control* [TIAB] OR case comparison* [TIAB] OR observational stud* [TIAB]) NOT medline [SB]))	16
#12	#8 AND ("Epidemiologic Research Design" [MH] OR "Study Characteristics" [PT] OR "Epidemiologic Study Characteristics" [MH] OR "Diagnosis, Differential" [MH] OR "Diagnostic Errors" [MH] OR ((cohort* [TIAB] OR comparative stud* [TIAB] OR retrospective stud* [TIAB] OR prospective stud* [TIAB] OR longitudinal* [TIAB] OR control group* [TIAB] OR Specificit* [TIAB] OR Sensitivit* [TIAB] OR accurac* [TIAB]) NOT medline [SB]))	49
#13	(#10 OR #11 OR #12) NOT #9	45
#14	#8 NOT (#9 OR #13)	75

Cochrane Library 検索日：2018 年 3 月 23 日（金）

Search No	Search Strategy	Result
#01	Gastrointestinal Stromal Neoplasm*:ti,ab,kw OR Gastrointestinal Stromal Tumo*:ti,ab,kw OR Gastrointestinal Stromal Sarcoma*:ti,ab,kw OR GIST:ti,ab,kw	478
#02	Imatinib*:ti,ab,kw	1,009
#03	primary:ti,ab,kw AND resistan*:ti,ab,kw	8,067
#04	#1 and #2 and #3	19
#05	#4 CDSR	0
#06	#4 CCRCT	19

病理 9（BQ） *c-kit*・*PDGFRA* 遺伝子以外の異常により発生する GIST はあるか

PubMed 検索日：2018 年 3 月 23 日（金）

Search No	Search Strategy	Result
#01	"Gastrointestinal Stromal Tumors/genetics" [MH] OR "Gastrointestinal Stromal Tumors/pathology" [MH]	3,160
#02	(Gastrointestinal Stromal Neoplasm* [TIAB] OR Gastrointestinal Stromal Tumo* [TIAB] OR Gastrointestinal Stromal Sarcoma* [TIAB] OR GIST [TIAB] OR GISTs [TIAB]) AND (patholog* [TW] OR histopatholog* [TW] OR clinicopatholog* [TW] OR cytopatholog* [TW] OR immunohistochemi* [TW] OR genetic* [TW])	6,164
#03	"Neurofibromatosis 1" [MH] OR "Genes, Neurofibromatosis 1" [MH]	9,441

#04	Neurofibromatosis* [TIAB] OR NF1 [TIAB] OR NF1* [TIAB]	15,461
#05	"SDHB protein, human" [Supplementary Concept] OR "BRAF protein, human" [Supplementary Concept]	5,365
#06	SDHB [TIAB] OR SDH* [TW] OR BRAF [TIAB] OR B RAF* [TIAB]	17,650
#07	"Genotype" [MH]	366,185
#08	genotyp* [TIAB]	273,539
#09	(#1 OR #2) AND (#3 OR #4 OR #5 OR #6) AND (#7 OR #8)	75
#10	#9 AND ("Cochrane Database Syst Rev" [TA] OR "Meta-Analysis" [PT] OR systematic [SB] OR "Guideline" [PT] OR "Guidelines as Topic" [MH] OR "Consensus" [MH] OR "Consensus Development Conferences as Topic" [MH] OR ((meta-analysis [TI] OR guideline* [TI] OR "systematic review" [TI] OR consensus [TI]) NOT Medline [SB]))	0
#11	#9 AND ("Randomized Controlled Trial" [PT] OR "Randomized Controlled Trials as Topic" [MH] OR (random* [TIAB] NOT medline [SB]))	0
#12	#9 AND ("Clinical Study" [PT] OR "Clinical Studies as Topic" [MH] OR ((clinical trial* [TIAB] OR clinical stud* [TIAB] OR case control* [TIAB] OR case comparison* [TIAB] OR observational stud* [TIAB]) NOT medline [SB]))	3
#13	#9 AND ("Epidemiologic Research Design" [MH] OR "Study Characteristics" [PT]OR "Epidemiologic Study Characteristics"[MH]OR "Diagnosis, Differential" [MH] OR "Diagnostic Errors" [MH] OR ((cohort* [TIAB] OR comparative stud* [TIAB] OR retrospective stud* [TIAB] OR prospective stud* [TIAB] OR longitudinal* [TIAB] OR control group* [TIAB] OR Specificit* [TIAB] OR Sensitivit* [TIAB] OR accurac* [TIAB]) NOT medline [SB]))	29
#14	#11 OR #12 OR #13	29
#15	#9 NOT #14	46

Cochrane Library　検索日：2018 年 3 月 23 日（金）

Search No	Search Strategy	Result
#01	Gastrointestinal Stromal Neoplasm*:ti,ab,kw OR Gastrointestinal Stromal Tumo*:ti,ab,kw OR Gastrointestinal Stromal Sarcoma*:ti,ab,kw OR GIST:ti,ab,kw	478
#02	Neurofibromatosis*:ti,ab,kw OR NF1:ti,ab,kw OR NF1*:ti,ab,kw OR SDH*:ti,ab,kw OR BRAF:ti,ab,kw OR B RAF*:ti,ab,kw	3,368
#03	genotyp*:ti,ab,kw	11,083
#04	#1 and #2 and #3	4
#05	#4 CDSR	0
#06	#4 CCRCT	4

病理 10（BQ）　GIST が多発する病態はあるか

PubMed　検索日：2018 年 3 月 23 日（金）

Search No	Search Strategy	Result
#01	"Gastrointestinal Stromal Tumors/genetics" [MH] OR "Gastrointestinal Stromal Tumors/pathology" [MH]	3,160

#02	(Gastrointestinal Stromal Neoplasm* [TIAB] OR Gastrointestinal Stromal Tumo* [TIAB] OR Gastrointestinal Stromal Sarcoma* [TIAB] OR GIST [TIAB] OR GISTs [TIAB]) AND (patholog* [TW] OR histopatholog* [TW] OR clinico-patholog* [TW] OR cytopatholog* [TW] OR immunohistochemi* [TW] OR genetic* [TW])	6,164
#03	"Neurofibromatosis 1" [MH] OR "Genes, Neurofibromatosis 1" [MH]	9,441
#04	Neurofibromatosis* [TIAB] OR NF1 [TIAB] OR NF1* [TIAB]	15,461
#05	multiple [TIAB] OR familial [TIAB]	1,151,455
#06	SDH* [TW]	6,081
#07	"Mutation" [MH]	693,640
#08	Germ Line* [TIAB] OR Germline* [TIAB]	35,985
#09	(#1 OR #2) AND (#3 OR #4 OR #5 OR #6) AND (#7 OR #8)	313
#10	#9 AND ("Cochrane Database Syst Rev" [TA] OR "Meta-Analysis" [PT] OR systematic [SB] OR "Guideline" [PT] OR "Guidelines as Topic" [MH] OR "Consensus" [MH] OR "Consensus Development Conferences as Topic" [MH] OR ((meta-analysis [TI] OR guideline* [TI] OR "systematic review" [TI] OR consensus [TI]) NOT Medline [SB]))	3
#11	#9 AND ("Randomized Controlled Trial" [PT] OR "Randomized Controlled Trials as Topic" [MH] OR (random* [TIAB] NOT medline [SB]))	2
#12	#9 AND ("Clinical Study" [PT] OR "Clinical Studies as Topic" [MH] OR ((clinical trial* [TIAB] OR clinical stud* [TIAB] OR case control* [TIAB] OR case comparison* [TIAB] OR observational stud* [TIAB]) NOT medline [SB]))	6
#13	#9 AND ("Epidemiologic Research Design" [MH] OR "Study Characteristics" [PT] OR "Epidemiologic Study Characteristics" [MH] OR "Diagnosis, Differential" [MH] OR "Diagnostic Errors" [MH] OR ((cohort* [TIAB] OR comparative stud* [TIAB] OR retrospective stud* [TIAB] OR prospective stud* [TIAB] OR longitudinal* [TIAB] OR control group* [TIAB] OR Specificit* [TIAB] OR Sensitivit* [TIAB] OR accurac* [TIAB]) NOT medline [SB]))	142
#14	(#11 OR #12 OR #13) NOT #10	140
#15	#9 NOT (#10 OR #14)	170

Cochrane Library 検索日：2018年3月23日（金）

Search No	Search Strategy	Result
#01	Gastrointestinal Stromal Neoplasm*:ti,ab,kw OR Gastrointestinal Stromal Tumo*: ti,ab,kw OR Gastrointestinal Stromal Sarcoma*:ti,ab,kw OR GIST:ti,ab,kw	478
#02	multiple:ti,ab,kw OR familial:ti,ab,kw OR Neurofibromatosis*:ti,ab,kw OR NF1:ti,ab,kw OR NF1*:ti,ab,kw OR SDH*:ti,ab,kw	56,438
#03	Germ Line*:ti,ab,kw OR Germline*:ti,ab,kw OR mutation*:ti,ab,kw	8,257
#04	#1 and #2 and #3	12
#05	#4 CDSR	0
#06	#4 CCRCT	12

3 外科治療領域

外科 1（CQ） 2 cm 未満の胃 GIST に対して，外科切除は推奨されるか

PubMed 検索日：2018 年 3 月 28 日（水）

Search No	Search Strategy	Result
#01	"Gastrointestinal Stromal Tumors/surgery" [MH] OR "Gastrointestinal Stromal Tumors/pathology" [MH]	3,581
#02	(Gastrointestinal Stromal Neoplasm* [TIAB] OR Gastrointestinal Stromal Tumo* [TIAB] OR Gastrointestinal Stromal Sarcoma* [TIAB] OR GIST [TIAB] OR GISTs [TIAB] OR subepithelial tumo* [TIAB]) AND (surgery [TIAB] OR surgical [TIAB] OR operative* [TIAB] OR operation* [TIAB] OR patholog* [TIAB])	3,619
#03	small [TIAB] AND size [TIAB]	130,834
#04	(#1 OR #2) AND #3	379
#05	#4 AND 2013:2018 [DP]	153
#06	#5 AND ("Cochrane Database Syst Rev" [TA] OR "Meta-Analysis" [PT] OR systematic [SB] OR "Guideline" [PT] OR "Guidelines as Topic" [MH] OR "Consensus" [MH] OR "Consensus Development Conferences as Topic" [MH] OR ((meta-analysis [TI] OR guideline* [TI] OR "systematic review" [TI] OR consensus [TI]) NOT Medline [SB]))	6
#07	#5 AND ("Randomized Controlled Trial" [PT] OR "Randomized Controlled Trials as Topic" [MH] OR (random* [TIAB] NOT medline [SB]))	3
#08	#5 AND ("Clinical Study" [PT] OR "Clinical Studies as Topic" [MH] OR ((clinical trial* [TIAB] OR clinical stud* [TIAB] OR case control* [TIAB] OR case comparison* [TIAB] OR observational stud* [TIAB]) NOT medline [SB]))	7
#09	#5 AND ("Epidemiologic Research Design" [MH] OR "Study Characteristics" [PT] OR "Epidemiologic Study Characteristics" [MH] OR "Diagnosis, Differential" [MH] OR "Diagnostic Errors" [MH] OR ((cohort* [TIAB] OR comparative stud* [TIAB] OR retrospective stud* [TIAB] OR prospective stud* [TIAB] OR longitudinal* [TIAB] OR control group* [TIAB]) NOT medline [SB]))	84
#10	(#7 OR #8 OR #9) NOT #6	81
#11	#5 NOT (#6 OR #10)	66

Cochrane Library 検索日：2018 年 3 月 28 日（水）

Search No	Search Strategy	Result
#01	Gastrointestinal Stromal Neoplasm*:ti,ab,kw OR Gastrointestinal Stromal Tumo*:ti,ab,kw OR Gastrointestinal Stromal Sarcoma*:ti,ab,kw OR GIST:ti,ab,kw OR subepithelial tumo*:ti,ab,kw	495
#02	surgery:ti,ab,kw OR surgical:ti,ab,kw OR operative:ti,ab,kw OR patholog*:ti,ab,kw	156,267
#03	small:ti,ab,kw AND size:ti,ab,kw	8,738
#04	#1 and #2 and #3	7
#05	#4 CDSR	1
#06	#4 CCRCT	6

外科２（CQ）　２cm 以上，５cm 未満の粘膜下腫瘍に対して，外科切除は推奨されるか

PubMed　検索日：2018 年 3 月 28 日（水）

Search No	Search Strategy	Result
#01	"Gastrointestinal Stromal Tumors/surgery"［MH］	1,868
#02	(Gastrointestinal Stromal Neoplasm*［TIAB］OR Gastrointestinal Stromal Tumo*［TIAB］OR Gastrointestinal Stromal Sarcoma*［TIAB］OR GIST［TIAB］OR GISTs［TIAB］OR subepithelial tumo*［TIAB］OR SMT［TIAB］OR submucosal tumo*［TIAB］) AND (surgery［TIAB］OR surgical［TIAB］OR operative*［TIAB］OR operation*［TIAB］)	3,526
#03	tumour size*［TIAB］OR tumor size*［TIAB］	45,671
#04	(#1 OR #2) AND #3	582
#05	#4 AND 2013:2018［DP］	273
#06	#5 AND ("Cochrane Database Syst Rev"［TA］OR "Meta-Analysis"［PT］OR systematic［SB］OR "Guideline"［PT］OR "Guidelines as Topic"［MH］OR "Consensus"［MH］OR "Consensus Development Conferences as Topic"［MH］OR ((meta-analysis［TI］OR guideline*［TI］OR "systematic review"［TI］OR consensus［TI］) NOT Medline［SB］))	7
#07	#5 AND ("Randomized Controlled Trial"［PT］OR "Randomized Controlled Trials as Topic"［MH］OR (random*［TIAB］NOT medline［SB］))	2
#08	#5 AND ("Clinical Study"［PT］OR "Clinical Studies as Topic"［MH］OR ((clinical trial*［TIAB］OR clinical stud*［TIAB］OR case control*［TIAB］OR case comparison*［TIAB］OR observational stud*［TIAB］) NOT medline［SB］))	23
#09	(#7 OR #8) NOT #6	23
#10	#5 AND ("Epidemiologic Research Design"［MH］OR "Study Characteristics"［PT］OR "Epidemiologic Study Characteristics"［MH］OR "Diagnosis, Differential"［MH］OR "Diagnostic Errors"［MH］OR ((cohort*［TIAB］OR comparative stud*［TIAB］OR retrospective stud*［TIAB］OR prospective stud*［TIAB］OR longitudinal*［TIAB］OR control group*［TIAB］) NOT medline［SB］))	182
#11	#10 NOT (#6 OR #9)	159

Cochrane Library　検索日：2018 年 3 月 28 日（水）

Search No	Search Strategy	Result
#01	Gastrointestinal Stromal Neoplasm*:ti,ab,kw OR Gastrointestinal Stromal Tumo*:ti,ab,kw OR Gastrointestinal Stromal Sarcoma*:ti,ab,kw OR GIST:ti,ab,kw OR subepithelial tumo*:ti,ab,kw OR SMT:ti,ab,kw OR submucosal tumo*:ti,ab,kw	967
#02	surgery:ti,ab,kw OR surgical:ti,ab,kw OR operative:ti,ab,kw	148,943
#03	tumour size*:ti,ab,kw OR tumor size*:ti,ab,kw	5,112
#04	#1 and #2 and #3	84
#05	#4 CDSR	5
#06	#4 CCRCT	79

附録

外科３（CQ）　５cm 以上の粘膜下腫瘍に対して，腹腔鏡下手術は推奨されるか

PubMed　　検索日（第２回）：2018 年 4 月 11 日（水）

Search No	Search Strategy	Result
#01	"Gastrointestinal Stromal Tumors/surgery"［MH］	1,869
#02	(Gastrointestinal Stromal Neoplasm*［TIAB］OR Gastrointestinal Stromal Tumo*［TIAB］OR Gastrointestinal Stromal Sarcoma*［TIAB］OR GIST［TIAB］OR GISTs［TIAB］OR subepithelial tumo*［TIAB］OR SMT［TIAB］OR submucosal tumo*［TIAB］) AND (surgery［TIAB］OR surgical［TIAB］OR operative*［TIAB］OR operation*［TIAB］)	3,529
#03	"Laparoscopy"［MH］	86,207
#04	Laparoscop*［TIAB］OR Celioscop*［TIAB］OR Peritoneoscop*［TIAB］	11,689
#05	（#1 OR #2） AND （#3 OR #4）	770
#06	#5 AND 2003:2018［DP］	748
#07	#6 AND ("Cochrane Database Syst Rev"［TA］OR "Meta-Analysis"［PT］OR systematic［SB］OR "Guideline"［PT］OR "Guidelines as Topic"［MH］OR "Consensus"［MH］OR "Consensus Development Conferences as Topic"［MH］OR "Consensus Development Conference"［PT］OR ((meta-analysis［TI］OR guideline*［TI］OR "systematic review"［TI］OR consensus［TI］) NOT Medline［SB］))	27
#08	#6 AND ("Randomized Controlled Trial"［PT］OR "Randomized Controlled Trials as Topic"［MH］OR（random*［TIAB］NOT medline［SB］))	11
#09	#6 AND ("Clinical Study"［PT］OR "Clinical Studies as Topic"［MH］OR ((clinical trial*［TIAB］OR clinical stud*［TIAB］OR case control*［TIAB］OR case comparison*［TIAB］OR observational stud*［TIAB］) NOT medline［SB］))	30
#10	（#8 OR #9） NOT #7	27
#11	#6 AND ("Epidemiologic Research Design"［MH］OR "Clinical Study"［PT］OR "Epidemiologic Study Characteristics"［MH］OR "Comparative Study"［PT］OR "Evaluation Studies"［PT］OR "Multicenter Study"［PT］OR "Validation Studies"［PT］OR ((cohort*［TIAB］OR comparative stud*［TIAB］OR retrospective stud*［TIAB］OR prospective stud*［TIAB］OR longitudinal*［TIAB］OR control group*［TIAB］) NOT medline［SB］))	306
#12	#11 NOT（#7 OR #10）	268

Cochrane Library　　検索日：2018 年 3 月 28 日（水）

Search No	Search Strategy	Result
#01	Gastrointestinal Stromal Neoplasm*:ti,ab,kw OR Gastrointestinal Stromal Tumo*:ti,ab,kw OR Gastrointestinal Stromal Sarcoma*:ti,ab,kw OR GIST:ti,ab,kw OR GISTs:ti,ab,kw OR subepithelial tumo*:ti,ab,kw OR SMT:ti,ab,kw OR submucosal tumo*:ti,ab,kw	970
#02	surgery:ti,ab,kw OR surgical:ti,ab,kw OR operative:ti,ab,kw	148,943
#03	Laparoscop*:ti,ab,kw OR Celioscop*:ti,ab,kw OR Peritoneoscop*:ti,ab,kw	13,396
#04	#1 and #2 and #3	24
#05	#4 CDSR	6
#06	#4 CCRCT	15

外科 4（BQ） 外科切除が適応となる GIST に対して，臓器機能温存手術は推奨されるか

PubMed 検索日：2018 年 3 月 28 日（水）

Search No	Search Strategy	Result
#01	"Gastrointestinal Stromal Tumors/surgery" [MH]	1,868
#02	(Gastrointestinal Stromal Neoplasm* [TIAB] OR Gastrointestinal Stromal Tumo* [TIAB] OR Gastrointestinal Stromal Sarcoma* [TIAB] OR GIST [TIAB] OR GISTs [TIAB]) AND (surgery [TIAB] OR surgical [TIAB] OR operative* [TIAB] OR operation* [TIAB])	2,834
#03	"Margins of Excision" [MH]	663
#04	microscopically positive margin* [TIAB] OR R1 resection* [TIAB]	906
#05	preserv* [TIAB] OR conserv* [TIAB] OR sparing* [TIAB]	658,531
#06	(#1 OR #2) AND (#3 OR #4 OR #5)	242
#07	#6 AND ("Cochrane Database Syst Rev" [TA] OR "Meta-Analysis" [PT] OR systematic [SB] OR "Guideline" [PT] OR "Guidelines as Topic" [MH] OR "Consensus" [MH] OR "Consensus Development Conferences as Topic" [MH] OR ((meta-analysis [TI] OR guideline* [TI] OR "systematic review" [TI] OR consensus [TI]) NOT Medline [SB]))	8
#08	#6 AND ("Randomized Controlled Trial" [PT] OR "Randomized Controlled Trials as Topic" [MH] OR (random* [TIAB] NOT medline [SB]))	1
#09	#6 AND ("Clinical Study" [PT] OR "Clinical Studies as Topic" [MH] OR ((clinical trial* [TIAB] OR clinical stud* [TIAB] OR case control* [TIAB] OR case comparison* [TIAB] OR observational stud* [TIAB]) NOT medline [SB]))	16
#10	#6 AND ("Epidemiologic Research Design" [MH] OR "Study Characteristics" [PT] OR "Epidemiologic Study Characteristics" [MH] OR "Diagnosis, Differential" [MH] OR "Diagnostic Errors" [MH] OR ((cohort* [TIAB] OR comparative stud* [TIAB] OR retrospective stud* [TIAB] OR prospective stud* [TIAB] OR longitudinal* [TIAB] OR control group* [TIAB]) NOT medline [SB]))	144
#11	(#8 OR #9 OR #10) NOT #7	143
#12	#6 NOT (#7 OR #11)	91

Cochrane Library 検索日：2018 年 3 月 28 日（水）

Search No	Search Strategy	Result
#01	Gastrointestinal Stromal Neoplasm*:ti,ab,kw OR Gastrointestinal Stromal Tumo*:ti,ab,kw OR Gastrointestinal Stromal Sarcoma*:ti,ab,kw OR GIST:ti,ab,kw	478
#02	surgery:ti,ab,kw OR surgical:ti,ab,kw OR operat*:ti,ab,kw	166,229
#03	preserv*:ti,ab,kw OR conserv*:ti,ab,kw OR sparing*:ti,ab,kw OR microscopically positive margin*:ti,ab,kw OR R1 resection*:ti,ab,kw	24,878
#04	#1 and #2 and #3	9
#05	#4 CDSR	3
#06	#4 CCRCT	6

外科 5（CQ）　大きな GIST や，不完全切除の可能性が高いと判断される GIST に対して，イマチニブによる術前補助療法は有用か

PubMed　　検索日：2018 年 3 月 28 日（水）

Search No	Search Strategy	Result
#01	"Gastrointestinal Stromal Tumors/drug therapy" [MH]	1,576
#02	(Gastrointestinal Stromal Neoplasm* [TIAB] OR Gastrointestinal Stromal Tumo* [TIAB] OR Gastrointestinal Stromal Sarcoma* [TIAB] OR GIST [TIAB] OR GISTs [TIAB]) AND (drug therap* [TW] OR chemotherap* [TW] OR pharmacotherap* [TW])	2,479
#03	"Imatinib Mesylate" [MH] OR Imatinib* [TW]	13,735
#04	"Neoadjuvant Therapy" [MH] OR Neoadjuvant* [TW]	30,957
#05	(#1 OR #2) AND #3 AND #4	210
#06	#5 AND 2013:2018 [DP]	64
#07	#6 AND ("Cochrane Database Syst Rev" [TA] OR "Meta-Analysis" [PT] OR systematic [SB] OR "Guideline" [PT] OR "Guidelines as Topic" [MH] OR "Consensus" [MH] OR "Consensus Development Conferences as Topic" [MH] OR ((meta-analysis [TI] OR guideline* [TI] OR "systematic review" [TI] OR consensus [TI]) NOT Medline [SB]))	3
#08	#6 AND ("Randomized Controlled Trial" [PT] OR "Randomized Controlled Trials as Topic" [MH] OR (random* [TIAB] NOT medline [SB]))	1
#09	#6 AND ("Clinical Study" [PT] OR "Clinical Studies as Topic" [MH] OR ((clinical trial* [TIAB] OR clinical stud* [TIAB] OR case control* [TIAB] OR case comparison* [TIAB] OR observational stud* [TIAB]) NOT medline [SB]))	7
#10	#6 AND ("Epidemiologic Research Design" [MH] OR "Study Characteristics" [PT]OR "Epidemiologic Study Characteristics"[MH]OR "Diagnosis, Differential" [MH] OR "Diagnostic Errors" [MH] OR ((cohort* [TIAB] OR comparative stud* [TIAB] OR retrospective stud* [TIAB] OR prospective stud* [TIAB] OR longitudinal* [TIAB] OR control group* [TIAB]) NOT medline [SB]))	43
#11	(#8 OR #9 OR #10) NOT #7	43
#12	#6 NOT (#7 OR #11)	18

Cochrane Library　　検索日：2018 年 3 月 28 日（水）

Search No	Search Strategy	Result
#01	Gastrointestinal Stromal Neoplasm*:ti,ab,kw OR Gastrointestinal Stromal Tumo*:ti,ab,kw OR Gastrointestinal Stromal Sarcoma*:ti,ab,kw OR GIST:ti,ab,kw	478
#02	drug therap*:ti,ab,kw OR chemotherap*:ti,ab,kw OR pharmacotherap*:ti,ab,kw	289,404
#03	Imatinib*:ti,ab,kw	1,009
#04	Neoadjuvant*:ti,ab,kw	4,328
#05	#1 and #2 and #3 and #4	5
#06	#5 CDSR	0
#07	#5 CCRCT	5

外科 6（CQ）　術前もしくは術中に腫瘍破裂が確認された GIST に対して，イマチニブによる術後補助療法は有用か

PubMed　　検索日（第 2 回）：2018 年 4 月 10 日（火）

Search No	Search Strategy	Result
#01	"Gastrointestinal Stromal Tumors/drug therapy"［MH］OR "Gastrointestinal Stromal Tumors/surgery"［MH］	3,005
#02	(Gastrointestinal Stromal Neoplasm*［TIAB］OR Gastrointestinal Stromal Tumo*［TIAB］OR Gastrointestinal Stromal Sarcoma*［TIAB］OR GIST［TIAB］OR GISTs［TIAB］）AND（drug therap*［TW］OR chemotherap*［TW］OR pharmacotherap*［TW］OR surgery［TW］OR surgical［TW］OR operative［TW］OR operation［TW］OR postoperative［TW］)	5,223
#03	"Imatinib Mesylate"［MH］OR Imatinib*［TW］	13,752
#04	"Chemotherapy, Adjuvant"［MH］OR adjuvant*［TW］	185,079
#05	rupture［TW］OR microscopically positive margin*［TIAB］	118,393
#06	(#1 OR #2）AND #3 AND #4 AND #5	45
#07	(#1 OR #2）AND #5	152
#08	#7 NOT #6	107

Cochrane Library　　検索日：2018 年 3 月 28 日（水）

Search No	Search Strategy	Result
#01	Gastrointestinal Stromal Neoplasm*:ti,ab,kw OR Gastrointestinal Stromal Tumo*:ti,ab,kw OR Gastrointestinal Stromal Sarcoma*:ti,ab,kw OR GIST:ti,ab,kw	478
#02	drug therap*:ti,ab,kw OR chemotherap*:ti,ab,kw OR pharmacotherap*:ti,ab,kw OR surgery:ti,ab,kw OR surgical:ti,ab,kw OR operative:ti,ab,kw OR operation:ti,ab,kw OR postoperative:ti,ab,kw	420,717
#03	Imatinib*:ti,ab,kw	1,009
#04	adjuvant*:ti,ab,kw	23,282
#05	#1 and #2 and #3 and #4	43
#06	#5 CDSR	0
#07	#5 CCRCT	36

外科 7（BQ）　完全切除後の GIST に対して，定期フォローは有用か

PubMed　　検索日（第 2 回）：2018 年 4 月 10 日（火）

Search No	Search Strategy	Result
#01	"Gastrointestinal Stromal Tumors/surgery"［MH］	1,869
#02	(Gastrointestinal Stromal Neoplasm*［TIAB］OR Gastrointestinal Stromal Tumo*［TIAB］OR Gastrointestinal Stromal Sarcoma*［TIAB］OR GIST［TIAB］OR GISTs［TIAB］）AND（surgical［TW］OR surgery［TW］OR operative［TW］OR operation［TW］)	3,656
#03	follow up*［TW］OR surveillance*［TW］OR recurrence interval*［TIAB］OR recurrence pattern*［TIAB］	1,331,162
#04	(#1 OR #2）AND #3	1,141
#05	#4 AND 2013:2018［DP］	464

付録

#06	#5 AND (“Cochrane Database Syst Rev” [TA] OR “Meta-Analysis” [PT] OR systematic [SB] OR “Guideline” [PT] OR “Guidelines as Topic” [MH] OR “Consensus” [MH] OR “Consensus Development Conferences as Topic” [MH] OR ((meta-analysis [TI] OR guideline* [TI] OR “systematic review” [TI] OR consensus [TI]) NOT Medline [SB]))	21
#07	#5 AND (“Randomized Controlled Trial” [PT] OR “Randomized Controlled Trials as Topic” [MH] OR (random* [TIAB] NOT medline [SB]))	9
#08	#5 AND (“Clinical Study” [PT] OR “Clinical Studies as Topic” [MH] OR ((clinical trial* [TIAB] OR clinical stud* [TIAB] OR case control* [TIAB] OR case comparison* [TIAB] OR observational stud* [TIAB]) NOT medline [SB]))	40
#09	(#7 OR #8) NOT #6	38
#10	#5 AND (“Epidemiologic Research Design” [MH] OR “Study Characteristics” [PT] OR “Epidemiologic Study Characteristics” [MH] OR ((cohort* [TIAB] OR comparative stud* [TIAB] OR retrospective stud* [TIAB] OR prospective stud* [TIAB] OR longitudinal* [TIAB] OR control group* [TIAB]) NOT medline [SB]))	332
#11	#10 NOT (#6 OR #9)	283

Cochrane Library　　　　検索日：2018年3月28日（水）

Search No	Search Strategy	Result
#01	Gastrointestinal Stromal Neoplasm*:ti,ab,kw OR Gastrointestinal Stromal Tumo*:ti,ab,kw OR Gastrointestinal Stromal Sarcoma*:ti,ab,kw OR GIST:ti,ab,kw	478
#02	surgical:ti,ab,kw OR surgery:ti,ab,kw OR operative:ti,ab,kw OR operation:ti,ab,kw	154,495
#03	follow up*:ti,ab,kw OR surveillance*:ti,ab,kw OR prognos*:ti,ab,kw	195,432
#04	after:ti,ab,kw OR postoperat*:ti,ab,kw OR post operat*:ti,ab,kw	456,428
#05	#1 and #2 and #3 and #4	43
#06	#5 CDSR	12
#07	#5 CCRCT	30

外科8（CQ）　転移性GISTに対して，初回治療としての外科切除は有用か

PubMed　　　　検索日（第2回）：2018年4月10日（火）

Search No	Search Strategy	Result
#01	“Gastrointestinal Stromal Tumors/surgery” [MH]	1,869
#02	(Gastrointestinal Stromal Neoplasm* [TIAB] OR Gastrointestinal Stromal Tumo* [TIAB] OR Gastrointestinal Stromal Sarcoma* [TIAB] OR GIST [TIAB] OR GISTs [TIAB]) AND (surgical [TW] OR surgery [TW] OR operative [TW] OR operation [TW] OR Metastasectom* [TW])	3,658
#03	“Neoplasm Metastasis” [MH] OR “Neoplasm Recurrence, Local” [MH] OR “Metastasectomy” [MH] OR “secondary” [SH]	372,276
#04	metastas* [TW] OR metastat* [TW] OR secondary [TW] OR recurren* [TW]	1,621,808
#05	(#1 OR #2) AND (#3 OR #4)	2,029
#06	#5 AND 2013:2018 [DP]	820
#07	#6 AND (JAPANESE [LA] OR ENGLISH [LA])	751

#08	#7 AND ("Cochrane Database Syst Rev" [TA] OR "Meta-Analysis" [PT] OR systematic [SB] OR "Guideline" [PT] OR "Guidelines as Topic" [MH] OR "Consensus" [MH] OR "Consensus Development Conferences as Topic" [MH] OR "Consensus Development Conference" [PT] OR ((meta-analysis [TI] OR guideline* [TI] OR "systematic review" [TI] OR consensus [TI]) NOT Medline [SB]))	46
#09	#7 AND ("Randomized Controlled Trial" [PT] OR "Randomized Controlled Trials as Topic" [MH] OR (random* [TIAB] NOT medline [SB]))	17
#10	#7 AND ("Clinical Study" [PT] OR "Clinical Studies as Topic" [MH] OR ((clinical trial* [TIAB] OR clinical stud* [TIAB] OR case control* [TIAB] OR case comparison* [TIAB] OR observational stud* [TIAB]) NOT medline [SB]))	58
#11	(#9 OR #10) NOT #8	52
#12	#7 AND ("Epidemiologic Research Design" [MH] OR "Clinical Study" [PT] OR "Epidemiologic Study Characteristics" [MH] OR "Comparative Study" [PT] OR "Evaluation Studies" [PT] OR "Multicenter Study" [PT] OR "Validation Studies" [PT] OR ((cohort* [TIAB] OR comparative stud* [TIAB] OR retrospective stud* [TIAB] OR prospective stud* [TIAB] OR longitudinal* [TIAB] OR control group* [TIAB]) NOT medline [SB]))	316
#13	#12 NOT (#8 OR #11)	249

Cochrane Library　　検索日：2018年3月28日（水）

Search No	Search Strategy	Result
#01	Gastrointestinal Stromal Neoplasm*:ti,ab,kw OR Gastrointestinal Stromal Tumo*:ti,ab,kw OR Gastrointestinal Stromal Sarcoma*:ti,ab,kw OR GIST:ti,ab,kw	478
#02	surgical:ti,ab,kw OR surgery:ti,ab,kw OR operative:ti,ab,kw OR operation:ti,ab,kw OR Metastasectom*:ti,ab,kw	154,518
#03	metastas*:ti,ab,kw OR metastat*:ti,ab,kw OR secondary:ti,ab,kw OR recurren*:ti,ab,kw	139,134
#04	#1 and #2 and #3	68
#05	#4 CDSR	11
#06	#4 CCRCT	56

外科9（CQ）　イマチニブ奏効中の転移・再発GISTに対して，外科切除は有用か

PubMed　　検索日：2018年3月28日（水）

Search No	Search Strategy	Result
#01	"Gastrointestinal Stromal Tumors/surgery" [MH]	1,868
#02	(Gastrointestinal Stromal Neoplasm* [TIAB] OR Gastrointestinal Stromal Tumo* [TIAB] OR Gastrointestinal Stromal Sarcoma* [TIAB] OR GIST [TIAB] OR GISTs [TIAB]) AND (surgical [TW] OR surgery [TW] OR operative [TW] OR operation [TW])	3,654
#03	"Imatinib Mesylate" [MH] OR Imatinib* [TW]	13,737
#04	"Dose-Response Relationship, Drug" [MH] OR respond* [TIAB] OR respons* [TIAB] OR sensitive* [TIAB] OR metasta* [TIAB]	4,172,798
#05	(#1 OR #2) AND #3 AND #4	745
#06	#5 AND 2013:2018 [DP]	256

#07	#6 AND ("Cochrane Database Syst Rev" [TA] OR "Meta-Analysis" [PT] OR systematic [SB] OR "Guideline" [PT] OR "Guidelines as Topic" [MH] OR "Consensus" [MH] OR "Consensus Development Conferences as Topic" [MH] OR ((meta-analysis [TI] OR guideline* [TI] OR "systematic review" [TI] OR consensus [TI]) NOT Medline [SB]))	15
#08	#6 AND ("Randomized Controlled Trial" [PT] OR "Randomized Controlled Trials as Topic" [MH] OR (random* [TIAB] NOT medline [SB]))	10
#09	#6 AND ("Clinical Study" [PT] OR "Clinical Studies as Topic" [MH] OR ((clinical trial* [TIAB] OR clinical stud* [TIAB] OR case control* [TIAB] OR case comparison* [TIAB] OR observational stud* [TIAB]) NOT medline [SB]))	27
#10	(#8 OR #9) NOT #7	23
#11	#6 AND ("Epidemiologic Research Design" [MH] OR "Study Characteristics" [PT] OR "Epidemiologic Study Characteristics" [MH] OR ((cohort* [TIAB] OR comparative stud* [TIAB] OR retrospective stud* [TIAB] OR prospective stud* [TIAB] OR longitudinal* [TIAB] OR control group* [TIAB]) NOT medline [SB]))	148
#12	#11 NOT (#7 OR #10)	123

Cochrane Library　　検索日：2018年3月28日（水）

Search No	Search Strategy	Result
#01	Gastrointestinal Stromal Neoplasm*:ti,ab,kw OR Gastrointestinal Stromal Tumo*:ti,ab,kw OR Gastrointestinal Stromal Sarcoma*:ti,ab,kw OR GIST:ti,ab,kw	478
#02	surgical:ti,ab,kw OR surgery:ti,ab,kw OR operative:ti,ab,kw OR operation:ti,ab,kw	154,495
#03	Imatinib*:ti,ab,kw	1,009
#04	respond*:ti,ab,kw OR respons*:ti,ab,kw OR sensitive*:ti,ab,kw OR metasta*:ti,ab,kw	235,938
#05	#1 and #2 and #3 and #4	22
#06	#5 CDSR	0
#07	#5 CCRCT	22

外科 10（CQ）　薬剤耐性の転移・再発 GIST に対して，外科切除は有用か

PubMed　　検索日：2018年3月28日（水）

Search No	Search Strategy	Result
#01	"Gastrointestinal Stromal Tumors/surgery" [MH]	1,868
#02	(Gastrointestinal Stromal Neoplasm* [TIAB] OR Gastrointestinal Stromal Tumo* [TIAB] OR Gastrointestinal Stromal Sarcoma* [TIAB] OR GIST [TIAB] OR GISTs [TIAB]) AND (surgical [TW] OR surgery [TW] OR operative [TW] OR operation [TW])	3,654
#03	"Imatinib Mesylate" [MH] OR Imatinib* [TW]	13,737
#04	"Drug Resistance" [MH] OR "Disease Progression" [MH] OR resistan* [TIAB] OR progressi* [TIAB]	1,678,078
#05	(#1 OR #2) AND #3 AND #4	379
#06	(#1 OR #2) AND #4	512
#07	#6 AND 2013:2018 [DP]	209

#08	#7 AND (“Cochrane Database Syst Rev” [TA] OR “Meta-Analysis” [PT] OR systematic [SB] OR “Guideline” [PT] OR “Guidelines as Topic” [MH] OR “Consensus” [MH] OR “Consensus Development Conferences as Topic” [MH] OR ((meta-analysis [TI] OR guideline* [TI] OR “systematic review” [TI] OR consensus [TI]) NOT Medline [SB]))	9
#09	#7 AND (“Randomized Controlled Trial” [PT] OR “Randomized Controlled Trials as Topic” [MH] OR (random* [TIAB] NOT medline [SB]))	7
#10	#7 AND (“Clinical Study” [PT] OR “Clinical Studies as Topic” [MH] OR ((clinical trial* [TIAB] OR clinical stud* [TIAB] OR case control* [TIAB] OR case comparison* [TIAB] OR observational stud* [TIAB]) NOT medline [SB]))	22
#11	#7 AND (“Epidemiologic Research Design” [MH] OR “Study Characteristics” [PT] OR “Epidemiologic Study Characteristics” [MH] OR ((cohort* [TIAB] OR comparative stud* [TIAB] OR retrospective stud* [TIAB] OR prospective stud* [TIAB] OR longitudinal* [TIAB] OR control group* [TIAB]) NOT medline [SB]))	122
#12	(#9 OR #10 OR #11) NOT #8	119
#13	#7 NOT (#8 OR #12)	81

Cochrane Library　　検索日：2018 年 3 月 28 日（水）

Search No	Search Strategy	Result
#01	Gastrointestinal Stromal Neoplasm*:ti,ab,kw OR Gastrointestinal Stromal Tumo*:ti,ab,kw OR Gastrointestinal Stromal Sarcoma*:ti,ab,kw OR GIST:ti,ab,kw	478
#02	surgical:ti,ab,kw OR surgery:ti,ab,kw OR operative:ti,ab,kw OR operation:ti,ab,kw	154,495
#03	Imatinib*:ti,ab,kw	1,009
#04	resistan*:ti,ab,kw OR progressi*:ti,ab,kw	92,270
#05	#1 and #2 and #3 and #4	15
#06	#5 CDSR	0
#07	#5 CCRCT	15

4 内科治療領域

内科 1（CQ）　標準用量開始が可能な転移・再発 GIST に対して，イマチニブの標準用量開始と比べて低用量開始は有用か

PubMed　　検索日：2018 年 4 月 1 日（日）

Search No	Search Strategy	Result
#01	“Gastrointestinal Stromal Tumors” [MH]	5,462
#02	Gastrointestinal Stromal Neoplasm* [TIAB] OR Gastrointestinal Stromal Tumo* [TIAB] OR Gastrointestinal Stromal Sarcoma* [TIAB] OR GIST [TIAB] OR GISTs [TIAB]	9,309
#03	“Imatinib Mesylate” [MH] OR Imatinib* [TW]	13,739
#04	low dos* [TW] OR lower dos* [TW]	135,294
#05	(#1 OR #2) AND #3 AND #4	30

附録

#06	#5 AND (“Cochrane Database Syst Rev” [TA] OR “Meta-Analysis” [PT] OR systematic [SB] OR “Guideline” [PT] OR “Guidelines as Topic” [MH] OR “Consensus” [MH] OR “Consensus Development Conferences as Topic” [MH] OR ((meta-analysis [TI] OR guideline* [TI] OR “systematic review” [TI] OR consensus [TI]) NOT Medline [SB]))	1
#07	#5 AND (“Randomized Controlled Trial” [PT] OR “Randomized Controlled Trials as Topic” [MH] OR (random* [TIAB] NOT medline [SB]))	3
#08	#5 AND (“Clinical Study” [PT] OR “Clinical Studies as Topic” [MH] OR ((clinical trial* [TIAB] OR clinical stud* [TIAB] OR case control* [TIAB] OR case comparison* [TIAB] OR observational stud* [TIAB]) NOT medline [SB]))	6
#09	#5 AND (“Epidemiologic Research Design” [MH] OR “Study Characteristics” [PT]OR “Epidemiologic Study Characteristics”[MH]OR “Diagnosis, Differential” [MH] OR “Diagnostic Errors” [MH] OR ((cohort* [TIAB] OR comparative stud* [TIAB] OR retrospective stud* [TIAB] OR prospective stud* [TIAB] OR longitudinal* [TIAB] OR control group* [TIAB]) NOT medline [SB]))	25
#10	(#7 OR #8 OR #9) NOT #6	25
#11	#5 NOT (#6 OR #10)	4

Cochrane Library 検索日：2018年4月1日（日）

Search No	Search Strategy	Result
#01	Gastrointestinal Stromal Neoplasm*:ti,ab,kw OR Gastrointestinal Stromal Tumo*:ti,ab,kw OR Gastrointestinal Stromal Sarcoma*:ti,ab,kw OR GIST:ti,ab,kw	478
#02	Imatinib*:ti,ab,kw	1,034
#03	low dos*:ti,ab,kw AND low imatinib*:ti,ab,kw	85
#04	#1 and #2 and #3	5
#05	#4 CDSR	0
#06	#4 CCRCT	5

内科2（BQ）　転移・再発GISTに対して，チロシンキナーゼ阻害薬が有効性を示した場合，治療中断は有用か

PubMed 検索日：2018年4月1日（日）

Search No	Search Strategy	Result
#01	“Gastrointestinal Stromal Tumors/drug therapy” [MH]	1,577
#02	(Gastrointestinal Stromal Neoplasm* [TIAB] OR Gastrointestinal Stromal Tumo* [TIAB] OR Gastrointestinal Stromal Sarcoma* [TIAB] OR GIST [TIAB] OR GISTs [TIAB] OR subepithelial tumo* [TIAB]) AND (drug therap* [TW] OR chemotherap* [TW])	2,479
#03	“Protein Kinase Inhibitors” [MH] OR “Protein Kinase Inhibitors” [PA] OR Tyrosine Kinase Inhibitor* [TIAB] OR TKI [TIAB]	100,936
#04	“Imatinib Mesylate” [MH] OR Imatinib* [TW]	13,739
#05	“sunitinib” [Supplementary Concept] OR sunitinib* [TW]	5,160
#06	“regorafenib” [Supplementary Concept] OR regorafenib* [TW]	634
#07	continu* [TIAB] OR interrupt* [TIAB] OR discontinu* [TIAB]	1,040,079
#08	(#1 OR #2) AND (#3 OR #4 OR #5 OR #6) AND #7	288

#09	#8 AND 2013:2018［DP］	102
#10	#9 AND（"Cochrane Database Syst Rev"［TA］OR "Meta-Analysis"［PT］OR systematic［SB］OR "Guideline"［PT］OR "Guidelines as Topic"［MH］OR "Consensus"［MH］OR "Consensus Development Conferences as Topic"［MH］OR ((meta-analysis［TI］OR guideline*［TI］OR "systematic review"［TI］OR consensus［TI］) NOT Medline［SB］))	6
#11	#9 AND（"Randomized Controlled Trial"［PT］OR "Randomized Controlled Trials as Topic"［MH］OR（random*［TIAB］NOT medline［SB］))	11
#12	#9 AND（"Clinical Study"［PT］OR "Clinical Studies as Topic"［MH］OR ((clinical trial*［TIAB］OR clinical stud*［TIAB］OR case control*［TIAB］OR case comparison*［TIAB］OR observational stud*［TIAB］) NOT medline［SB］))	25
#13	#9 AND（"Epidemiologic Research Design"［MH］OR "Study Characteristics"［PT］OR "Epidemiologic Study Characteristics"［MH］OR "Diagnosis, Differential"［MH］OR "Diagnostic Errors"［MH］OR ((cohort*［TIAB］OR comparative stud*［TIAB］OR retrospective stud*［TIAB］OR prospective stud*［TIAB］OR longitudinal*［TIAB］OR control group*［TIAB］) NOT medline［SB］))	69
#14	(#7 OR #8 OR #9) NOT #6	65
#15	#9 NOT（#6 OR #10)	31

Cochrane Library 検索日：2018 年 4 月 1 日（日）

Search No	Search Strategy	Result
#01	Gastrointestinal Stromal Neoplasm*:ti,ab,kw OR Gastrointestinal Stromal Tumo*:ti,ab,kw OR Gastrointestinal Stromal Sarcoma*:ti,ab,kw OR GIST:ti,ab,kw OR sub-epithelial tumo*:ti,ab,kw	495
#02	Tyrosine Kinase Inhibitor*:ti,ab,kw OR TKI:ti,ab,kw OR Imatinib*:ti,ab,kw OR sunitinib*:ti,ab,kw OR regorafenib*:ti,ab,kw	3,439
#03	continu*:ti,ab,kw OR interrupt*:ti,ab,kw OR discontinu*:ti,ab,kw	101,145
#04	#1 and #2 and #3	50
#05	#4 CDSR	0
#06	#4 CCRCT	50

内科 3（CQ） 転移・再発 GIST に対して，イマチニブの血中濃度測定は有用か

PubMed 検索日：2018 年 4 月 1 日（日）

Search No	Search Strategy	Result
#01	"Gastrointestinal Stromal Tumors"［MH］	5,462
#02	Gastrointestinal Stromal Neoplasm*［TIAB］OR Gastrointestinal Stromal Tumo*［TIAB］OR Gastrointestinal Stromal Sarcoma*［TIAB］OR GIST［TIAB］OR GISTs［TIAB］	9,309
#03	"Imatinib Mesylate"［MH］OR Imatinib*［TW］	13,739
#04	blood level*［TIAB］OR trough level*［TIAB］OR plasma level*［TIAB］OR blood concentration*［TIAB］OR trough concentration*［TIAB］OR plasma concentration*［TIAB］	170,294
#05	(#1 OR #2) AND #3 AND #4	65
#06	#5 AND 2013:2018［DP］	22

附録

#07	#6 AND ("Cochrane Database Syst Rev" [TA] OR "Meta-Analysis" [PT] OR systematic [SB] OR "Guideline" [PT] OR "Guidelines as Topic" [MH] OR "Consensus" [MH] OR "Consensus Development Conferences as Topic" [MH] OR ((meta-analysis [TI] OR guideline* [TI] OR "systematic review" [TI] OR consensus [TI]) NOT Medline [SB]))	0
#08	#6 AND ("Randomized Controlled Trial" [PT] OR "Randomized Controlled Trials as Topic" [MH] OR (random* [TIAB] NOT medline [SB]))	1
#09	#6 AND ("Clinical Study" [PT] OR "Clinical Studies as Topic" [MH] OR ((clinical trial* [TIAB] OR clinical stud* [TIAB] OR case control* [TIAB] OR case comparison* [TIAB] OR observational stud* [TIAB]) NOT medline [SB]))	3
#10	#6 AND ("Epidemiologic Research Design" [MH] OR "Study Characteristics" [PT]OR "Epidemiologic Study Characteristics"[MH]OR "Diagnosis, Differential" [MH] OR "Diagnostic Errors" [MH] OR ((cohort* [TIAB] OR comparative stud* [TIAB] OR retrospective stud* [TIAB] OR prospective stud* [TIAB] OR longitudinal* [TIAB] OR control group* [TIAB]) NOT medline [SB]))	10
#11	#8 OR #9 OR #10	10
#12	#6 NOT #11	12

Cochrane Library 検索日：2018年4月1日（日）

Search No	Search Strategy	Result
#01	Gastrointestinal Stromal Neoplasm*:ti,ab,kw OR Gastrointestinal Stromal Tumo*:ti,ab,kw OR Gastrointestinal Stromal Sarcoma*:ti,ab,kw OR GIST:ti,ab,kw	478
#02	Imatinib*:ti,ab,kw	1,034
#03	blood level*:ti,ab,kw OR trough level*:ti,ab,kw OR plasma level*:ti,ab,kw OR blood concentration*:ti,ab,kw OR trough concentration*:ti,ab,kw OR plasma concentration*:ti,ab,kw	157,770
#04	#1 and #2 and #3	23
#05	#4 CDSR	0
#06	#4 CCRCT	23

内科4（CQ）　イマチニブ400 mg/日投与中に増悪した転移・再発GISTに対して，投与量増加は有用か

PubMed 検索日：2018年4月1日（日）

Search No	Search Strategy	Result
#01	"Gastrointestinal Stromal Tumors" [MH]	5,462
#02	Gastrointestinal Stromal Neoplasm* [TIAB] OR Gastrointestinal Stromal Tumo* [TIAB] OR Gastrointestinal Stromal Sarcoma* [TIAB] OR GIST [TIAB] OR GISTs [TIAB]	9,309
#03	"Imatinib Mesylate" [MH] OR Imatinib* [TW]	13,739
#04	dose escalation* [TW] OR high dos* [TW] OR higher dos* [TW]	169,595
#05	(#1 OR #2) AND #3 AND #4	76
#06	#5 AND ("Cochrane Database Syst Rev" [TA] OR "Meta-Analysis" [PT] OR systematic [SB] OR "Guideline" [PT] OR "Guidelines as Topic" [MH] OR "Consensus" [MH] OR "Consensus Development Conferences as Topic" [MH] OR ((meta-analysis [TI] OR guideline* [TI] OR "systematic review" [TI] OR consensus [TI]) NOT Medline [SB]))	12

#07	#5 AND ("Randomized Controlled Trial" [PT] OR "Randomized Controlled Trials as Topic" [MH] OR (random* [TIAB] NOT medline [SB]))	9
#08	#5 AND ("Clinical Study" [PT] OR "Clinical Studies as Topic" [MH] OR ((clinical trial* [TIAB] OR clinical stud* [TIAB] OR case control* [TIAB] OR case comparison* [TIAB] OR observational stud* [TIAB]) NOT medline [SB]))	28
#09	#5 AND ("Epidemiologic Research Design" [MH] OR "Study Characteristics" [PT]OR "Epidemiologic Study Characteristics"[MH]OR "Diagnosis, Differential" [MH] OR "Diagnostic Errors" [MH] OR ((cohort* [TIAB] OR comparative stud* [TIAB] OR retrospective stud* [TIAB] OR prospective stud* [TIAB] OR longitudinal* [TIAB] OR control group* [TIAB]) NOT medline [SB]))	50
#10	(#7 OR #8 OR #9) NOT #6	41
#11	#5 NOT (#6 OR #10)	23

Cochrane Library 検索日：2018 年 4 月 1 日（日）

Search No	Search Strategy	Result
#01	Gastrointestinal Stromal Neoplasm*:ti,ab,kw OR Gastrointestinal Stromal Tumo*:ti,ab,kw OR Gastrointestinal Stromal Sarcoma*:ti,ab,kw OR GIST:ti,ab,kw	478
#02	Imatinib*:ti,ab,kw	1,034
#03	dose escalation*:ti,ab,kw OR high dos*:ti,ab,kw OR higher dos*:ti,ab,kw	91,747
#04	#1 and #2 and #3	32
#05	#4 CDSR	0
#06	#4 CCRCT	29

附録

内科 5-1（BQ）　再発高リスクまたは腫瘍破裂 GIST に対して，完全切除後 3 年間のイマチニブによる術後補助療法は有用か

内科 5-2（CQ）　再発高リスクまたは腫瘍破裂 GIST に対して，完全切除後 3 年間を超えるイマチニブによる術後補助療法は有用か

PubMed 検索日：2018 年 4 月 6 日（金）

Search No	Search Strategy	Result
#01	"Gastrointestinal Stromal Tumors/therapy" [MH]	3,438
#02	(Gastrointestinal Stromal Neoplasm* [TIAB] OR Gastrointestinal Stromal Tumo* [TIAB] OR Gastrointestinal Stromal Sarcoma* [TIAB] OR GIST [TIAB] OR GISTs [TIAB] OR subepithelial tumo* [TIAB]) AND (therap* [TIAB] OR chemotherap* [TIAB] OR treatment* [TIAB] OR pharmacotherap* [TIAB])	4,695
#03	"Imatinib Mesylate" [MH] OR Imatinib* [TW]	13,747
#04	"Chemotherapy, Adjuvant" [MH] OR adjuvant* [TIAB] OR (after [TIAB] AND (operation* [TIAB] OR operative* [TIAB] OR operable* [TIAB] OR surgery [TIAB] OR surgical [TIAB] OR resect* [TIAB])) OR postoperative* [TIAB] OR post operative* [TIAB]	1,160,109
#05	"Rupture" [MH] OR Rupture* [TIAB]	131,603
#06	"Risk" [MH] OR High Risk* [TIAB]	1,207,870
#07	(#1 OR #2) AND #3 AND #4 AND (#5 OR #6)	333

#08	#7 AND ("Cochrane Database Syst Rev" [TA] OR "Meta-Analysis" [PT] OR systematic [SB] OR "Guideline" [PT] OR "Guidelines as Topic" [MH] OR "Consensus" [MH] OR "Consensus Development Conferences as Topic" [MH] OR ((meta-analysis [TI] OR guideline* [TI] OR "systematic review" [TI] OR consensus [TI]) NOT Medline [SB]))	21
#09	#7 AND ("Randomized Controlled Trial" [PT] OR "Randomized Controlled Trials as Topic" [MH] OR (random* [TIAB] NOT medline [SB]))	25
#10	#7 AND ("Clinical Study" [PT] OR "Clinical Studies as Topic" [MH] OR ((clinical trial* [TIAB] OR clinical stud* [TIAB] OR case control* [TIAB] OR case comparison* [TIAB] OR observational stud* [TIAB]) NOT medline [SB]))	47
#11	#7 AND ("Epidemiologic Research Design" [MH] OR "Study Characteristics" [PT]OR "Epidemiologic Study Characteristics"[MH]OR "Diagnosis, Differential" [MH] OR "Diagnostic Errors" [MH] OR ((cohort* [TIAB] OR comparative stud* [TIAB] OR retrospective stud* [TIAB] OR prospective stud* [TIAB] OR longitudinal* [TIAB] OR control group* [TIAB]) NOT medline [SB]))	207
#12	(#9 OR #10 OR #11) NOT #8	196
#13	#7 NOT (#8 OR #12)	116
#14	(#1 OR #2) AND #3 AND #4	1,030
#15	#14 AND ("Cochrane Database Syst Rev" [TA] OR "Meta-Analysis" [PT] OR systematic [SB] OR "Guideline" [PT] OR "Guidelines as Topic" [MH] OR "Consensus" [MH] OR "Consensus Development Conferences as Topic" [MH] OR ((meta-analysis [TI] OR guideline* [TI] OR "systematic review" [TI] OR consensus [TI]) NOT Medline [SB]))	50
#16	#15 NOT #7	29
#17	#14 AND ("Randomized Controlled Trial" [PT] OR "Randomized Controlled Trials as Topic" [MH] OR (random* [TIAB] NOT medline [SB]))	49
#18	#17 NOT (#7 OR #16)	22
#19	#14 AND ("Clinical Study" [PT] OR "Clinical Studies as Topic" [MH] OR ((clinical trial* [TIAB] OR clinical stud* [TIAB] OR case control* [TIAB] OR case comparison* [TIAB] OR observational stud* [TIAB]) NOT medline [SB]))	125
#20	#19 NOT (#7 OR #16 OR #18)	51

Cochrane Library 検索日：2018 年 4 月 6 日（金）

Search No	Search Strategy	Result
#01	Gastrointestinal Stromal Neoplasm*:ti,ab,kw OR Gastrointestinal Stromal Tumo*:ti,ab,kw OR Gastrointestinal Stromal Sarcoma*:ti,ab,kw OR GIST:ti,ab,kw OR subepithelial tumo*:ti,ab,kw	495
#02	adjuvant*:ti,ab,kw OR (after:ti,ab,kw AND (operation*:ti,ab,kw OR operative*:ti,ab,kw OR operable*:ti,ab,kw OR surgery:ti,ab,kw OR surgical:ti,ab,kw OR resect*:ti,ab,kw)) OR postoperative*:ti,ab,kw OR post operative*:ti,ab,kw	147,299
#03	imatinib:ti,ab,kw	1,034
#04	Rupture*:ti,ab,kw OR High Risk*:ti,ab,kw	65,029
#05	#1 and #2 and #3 not #4	35
#06	#5 CDSR	0
#07	#5 CCRCT	26

内科 6（BQ）　イマチニブ不耐・不応の転移・再発 GIST に対して，スニチニブは有用か

PubMed　　検索日：2018 年 4 月 1 日（日）

Search No	Search Strategy	Result
#01	"Gastrointestinal Stromal Tumors/drug therapy"［MH］	1,577
#02	(Gastrointestinal Stromal Neoplasm*［TIAB］OR Gastrointestinal Stromal Tumo*［TIAB］OR Gastrointestinal Stromal Sarcoma*［TIAB］OR GIST［TIAB］OR GISTs［TIAB］OR subepithelial tumo*［TIAB］) AND (drug therap*［TIAB］OR chemotherap*［TIAB］OR chemotherap*［TIAB］)	626
#03	"Imatinib Mesylate"［MH］OR Imatinib*［TW］	13,740
#04	"sunitinib"［Supplementary Concept］OR sunitinib［TW］	5,162
#05	(#1 OR #2) AND #3 AND #4 AND failure*［TIAB］	68
#06	(#1 OR #2) AND #3 AND #4	339
#07	#6 AND ("Cochrane Database Syst Rev"［TA］OR "Meta-Analysis"［PT］OR systematic［SB］OR "Guideline"［PT］OR "Guidelines as Topic"［MH］OR "Consensus"［MH］OR "Consensus Development Conferences as Topic"［MH］OR ((meta-analysis［TI］OR guideline*［TI］OR "systematic review"［TI］OR consensus［TI］) NOT Medline［SB］))	25
#08	#6 AND ("Randomized Controlled Trial"［PT］OR "Randomized Controlled Trials as Topic"［MH］OR (random*［TIAB］NOT medline［SB］))	26
#09	#6 AND ("Clinical Study"［PT］OR "Clinical Studies as Topic"［MH］OR ((clinical trial*［TIAB］OR clinical stud*［TIAB］OR case control*［TIAB］OR case comparison*［TIAB］OR observational stud*［TIAB］) NOT medline［SB］))	87
#10	(#8 OR #9) NOT #7	79
#11	#6 AND ("Epidemiologic Research Design"［MH］OR "Study Characteristics"［PT］OR "Epidemiologic Study Characteristics"［MH］OR "Diagnosis, Differential"［MH］OR "Diagnostic Errors"［MH］OR ((cohort*［TIAB］OR comparative stud*［TIAB］OR retrospective stud*［TIAB］OR prospective stud*［TIAB］OR longitudinal*［TIAB］OR control group*［TIAB］) NOT medline［SB］))	179
#12	#11 NOT (#7 OR #10)	92

Cochrane Library　　検索日：2018 年 4 月 1 日（日）

Search No	Search Strategy	Result
#01	Gastrointestinal Stromal Neoplasm*:ti,ab,kw OR Gastrointestinal Stromal Tumo*:ti,ab,kw OR Gastrointestinal Stromal Sarcoma*:ti,ab,kw OR GIST:ti,ab,kw OR subepithelial tumo*:ti,ab,kw	495
#02	Imatinib*:ti,ab,kw	1,034
#03	sunitinib:ti,ab,kw	696
#04	#1 and #2 and #3	63
#05	#4 CDSR	0
#06	failure:ti,ab,kw	64,560
#07	#1 and #2 and #3 and #6	36
#08	#7 CCRCT	35

内科 7（BQ）　スニチニブ不耐・不応の転移・再発 GIST に対して，レゴラフェニブは有用か

PubMed　　検索日：2018 年 4 月 1 日（日）

Search No	Search Strategy	Result
#01	“Gastrointestinal Stromal Tumors/drug therapy”［MH］	1,577
#02	(Gastrointestinal Stromal Neoplasm*［TIAB］OR Gastrointestinal Stromal Tumo*［TIAB］OR Gastrointestinal Stromal Sarcoma*［TIAB］OR GIST［TIAB］OR GISTs［TIAB］OR subepithelial tumo*［TIAB］）AND（drug therap*［TIAB］OR chemotherap*［TIAB］OR chemotherap*［TIAB］)	626
#03	“Imatinib Mesylate”［MH］OR Imatinib*［TW］	13,740
#04	“sunitinib”［Supplementary Concept］OR sunitinib［TW］	5,162
#05	“regorafenib”［Supplementary Concept］OR regorafenib［TW］	634
#06	（#1 OR #2）AND（#3 OR #4）AND #5 AND failure*［TIAB］	16
#07	（#1 OR #2）AND #5	64
#08	#7 AND（“Cochrane Database Syst Rev”［TA］OR “Meta-Analysis”［PT］OR systematic［SB］OR “Guideline”［PT］OR “Guidelines as Topic”［MH］OR “Consensus”［MH］OR “Consensus Development Conferences as Topic”［MH］OR ((meta-analysis［TI］OR guideline*［TI］OR “systematic review”［TI］OR consensus［TI］) NOT Medline［SB］))	10
#09	#7 AND（“Randomized Controlled Trial”［PT］OR “Randomized Controlled Trials as Topic”［MH］OR（random*［TIAB］NOT medline［SB］))	8
#10	#7 AND（“Clinical Study”［PT］OR “Clinical Studies as Topic”［MH］OR ((clinical trial*［TIAB］OR clinical stud*［TIAB］OR case control*［TIAB］OR case comparison*［TIAB］OR observational stud*［TIAB］) NOT medline［SB］))	23
#11	#7 AND（“Epidemiologic Research Design”［MH］OR “Study Characteristics”［PT］OR “Epidemiologic Study Characteristics”［MH］OR “Diagnosis, Differential”［MH］OR “Diagnostic Errors”［MH］OR ((cohort*［TIAB］OR comparative stud*［TIAB］OR retrospective stud*［TIAB］OR prospective stud*［TIAB］OR longitudinal*［TIAB］OR control group*［TIAB］）NOT medline［SB］))	36
#12	（#9 OR #10 OR #11）NOT #8	30
#13	#7 NOT（#8 OR #12）	24

Cochrane Library　　検索日：2018 年 3 月 30 日（金）

Search No	Search Strategy	Result
#01	Gastrointestinal Stromal Neoplasm*:ti,ab,kw OR Gastrointestinal Stromal Tumo*:ti,ab,kw OR Gastrointestinal Stromal Sarcoma*:ti,ab,kw OR GIST:ti,ab,kw OR subepithelial tumo*:ti,ab,kw	495
#02	regorafenib:ti,ab,kw	238
#03	#1 and #2	50
#04	#3 CDSR	0
#05	#3 CCRCT	50

内科 8（CQ） レゴラフェニブ不耐・不応の転移・再発 GIST に対して，イマチニブまたはスニチニブの再投与は有用か

PubMed 検索日：2018 年 4 月 1 日（日）

Search No	Search Strategy	Result
#01	"Gastrointestinal Stromal Tumors" [MH]	5,462
#02	Gastrointestinal Stromal Neoplasm* [TIAB] OR Gastrointestinal Stromal Tumo* [TIAB] OR Gastrointestinal Stromal Sarcoma* [TIAB] OR GIST [TIAB] OR GISTs [TIAB] OR subepithelial tumo* [TIAB]	9,450
#03	"Imatinib Mesylate" [MH] OR Imatinib* [TW]	13,740
#04	"sunitinib" [Supplementary Concept] OR sunitinib [TW]	5,162
#05	(#1 OR #2) AND (#3 OR #4)	3,147
#06	#5 AND (rechallenge* [TIAB] OR regorafenib [TW])	108
#07	#6 AND ("Cochrane Database Syst Rev" [TA] OR "Meta-Analysis" [PT] OR systematic [SB] OR "Guideline" [PT] OR "Guidelines as Topic" [MH] OR "Consensus" [MH] OR "Consensus Development Conferences as Topic" [MH] OR ((meta-analysis [TI] OR guideline* [TI] OR "systematic review" [TI] OR consensus [TI]) NOT Medline [SB]))	15
#08	#6 AND ("Randomized Controlled Trial" [PT] OR "Randomized Controlled Trials as Topic" [MH] OR (random* [TIAB] NOT medline [SB]))	15
#09	#6 AND ("Clinical Study" [PT] OR "Clinical Studies as Topic" [MH] OR ((clinical trial* [TIAB] OR clinical stud* [TIAB] OR case control* [TIAB] OR case comparison* [TIAB] OR observational stud* [TIAB]) NOT medline [SB]))	26
#10	#6 AND ("Epidemiologic Research Design" [MH] OR "Study Characteristics" [PT]OR "Epidemiologic Study Characteristics"[MH]OR "Diagnosis, Differential" [MH] OR "Diagnostic Errors" [MH] OR ((cohort* [TIAB] OR comparative stud* [TIAB] OR retrospective stud* [TIAB] OR prospective stud* [TIAB] OR longitudinal* [TIAB] OR control group* [TIAB]) NOT medline [SB]))	52
#11	(#8 OR #9 OR #10) NOT #7	43
#12	#6 NOT (#7 OR #11)	50

Cochrane Library 検索日：2018 年 4 月 1 日（日）

Search No	Search Strategy	Result
#01	Gastrointestinal Stromal Neoplasm*:ti,ab,kw OR Gastrointestinal Stromal Tumo*:ti,ab,kw OR Gastrointestinal Stromal Sarcoma*:ti,ab,kw OR GIST:ti,ab,kw OR subepithelial tumo*:ti,ab,kw	495
#02	Imatinib*:ti,ab,kw	1,034
#03	sunitinib:ti,ab,kw	696
#04	rechallenge*:ti,ab,kw OR regorafenib:ti,ab,kw	502
#05	#1 and (#2 or #3) and #4	40
#06	#5 CDSR	0
#07	#5 CCRCT	40

付録

内科 9（CQ） 転移・再発 GIST に対して，放射線治療は有用か

PubMed　　検索日：2018 年 4 月 1 日（日）

Search No	Search Strategy	Result
#01	"Gastrointestinal Stromal Tumors/radiotherapy"［MH］	9
#02	(Gastrointestinal Stromal Neoplasm*［TIAB］OR Gastrointestinal Stromal Tumo*［TIAB］OR Gastrointestinal Stromal Sarcoma*［TIAB］OR GIST［TIAB］OR GISTs［TIAB］OR subepithelial tumo*［TIAB］) AND (radiotherap*［TIAB］OR radiation therap*［TIAB］OR irradiation*［TIAB］)	180
#03	"Neoplasm Metastasis"［MH］OR "Neoplasms/secondary"［MH］OR metasta*［TIAB］OR secondar*［TIAB］	1,092,258
#04	(#1 OR #2) AND #3	99
#05	#4 AND ("Cochrane Database Syst Rev"［TA］OR "Meta-Analysis"［PT］OR systematic［SB］OR "Guideline"［PT］OR "Guidelines as Topic"［MH］OR "Consensus"［MH］OR "Consensus Development Conferences as Topic"［MH］OR ((meta-analysis［TI］OR guideline*［TI］OR "systematic review"［TI］OR consensus［TI］) NOT Medline［SB］))	7
#06	#4 AND ("Randomized Controlled Trial"［PT］OR "Randomized Controlled Trials as Topic"［MH］OR (random*［TIAB］NOT medline［SB］))	3
#07	#4 AND ("Clinical Study"［PT］OR "Clinical Studies as Topic"［MH］OR ((clinical trial*［TIAB］OR clinical stud*［TIAB］OR case control*［TIAB］OR case comparison*［TIAB］OR observational stud*［TIAB］) NOT medline［SB］))	18
#08	#4 AND ("Epidemiologic Research Design"［MH］OR "Study Characteristics"［PT］OR "Epidemiologic Study Characteristics"［MH］OR "Diagnosis, Differential"［MH］OR "Diagnostic Errors"［MH］OR ((cohort*［TIAB］OR comparative stud*［TIAB］OR retrospective stud*［TIAB］OR prospective stud*［TIAB］OR longitudinal*［TIAB］OR control group*［TIAB］) NOT medline［SB］))	59
#09	(#6 OR #7 OR #8) NOT #5	59
#10	#4 NOT (#5 OR #9)	33

Cochrane Library　　検索日：2018 年 4 月 1 日（日）

Search No	Search Strategy	Result
#01	Gastrointestinal Stromal Neoplasm*:ti,ab,kw OR Gastrointestinal Stromal Tumo*:ti,ab,kw OR Gastrointestinal Stromal Sarcoma*:ti,ab,kw OR GIST:ti,ab,kw OR subepithelial tumo*:ti,ab,kw	495
#02	radiotherap*:ti,ab,kw OR radiation therap*:ti,ab,kw OR irradiation*:ti,ab,kw	28,374
#03	metasta*:ti,ab,kw OR secondar*:ti,ab,kw	105,998
#04	#1 and #2 and #3	15
#05	#4 CDSR	9
#06	#4 CCRCT	6

内科 10（CQ） GIST の肝転移に対して，外科切除以外の局所療法は有用か

PubMed　　検索日：2018 年 4 月 1 日（日）

Search No	Search Strategy	Result
#01	"Gastrointestinal Stromal Tumors/therapy"［MH］	3,438

#02	(Gastrointestinal Stromal Neoplasm* [TIAB] OR Gastrointestinal Stromal Tumo* [TIAB] OR Gastrointestinal Stromal Sarcoma* [TIAB] OR GIST [TIAB] OR GISTs [TIAB] OR subepithelial tumo* [TIAB]) AND (therap* [TIAB] OR treatment* [TIAB] OR rfa* [TIAB] OR radiofrequency ablation* [TIAB])	4,580
#03	"Liver Neoplasms/secondary" [MH] OR ("Liver Neoplasms" [MH] AND "Neoplasm Metastasis" [MH]) OR ((liver neoplasm* [TIAB] OR liver cancer* [TIAB] OR heptaic neoplasm* [TIAB] OR hepatic cancer* [TIAB] OR Hepatocellular Cancer* [TIAB]) AND (metasta* [TIAB] OR secondar* [TIAB]))	36,890
#04	(#1 OR #2) AND #3	277
#05	#4 AND ("Cochrane Database Syst Rev" [TA] OR "Meta-Analysis" [PT] OR systematic [SB] OR "Guideline" [PT] OR "Guidelines as Topic" [MH] OR "Consensus" [MH] OR "Consensus Development Conferences as Topic" [MH] OR ((meta-analysis [TI] OR guideline* [TI] OR "systematic review" [TI] OR consensus [TI]) NOT Medline [SB]))	3
#06	#4 AND ("Randomized Controlled Trial" [PT] OR "Randomized Controlled Trials as Topic" [MH] OR (random* [TIAB] NOT medline [SB]))	8
#07	#4 AND ("Clinical Study" [PT] OR "Clinical Studies as Topic" [MH] OR ((clinical trial* [TIAB] OR clinical stud* [TIAB] OR case control* [TIAB] OR case comparison* [TIAB] OR observational stud* [TIAB]) NOT medline [SB]))	22
#08	#4 AND ("Epidemiologic Research Design" [MH] OR "Study Characteristics" [PT] OR "Epidemiologic Study Characteristics" [MH] OR "Diagnosis, Differential" [MH] OR "Diagnostic Errors" [MH] OR ((cohort* [TIAB] OR comparative stud* [TIAB] OR retrospective stud* [TIAB] OR prospective stud* [TIAB] OR longitudinal* [TIAB] OR control group* [TIAB]) NOT medline [SB]))	224
#09	(#6 OR #7 OR #8) NOT #5	224
#10	#4 NOT (#5 OR #9)	50

Cochrane Library 検索日：2018 年 4 月 1 日（日）

Search No	Search Strategy	Result
#01	Gastrointestinal Stromal Neoplasm*:ti,ab,kw OR Gastrointestinal Stromal Tumo*:ti,ab,kw OR Gastrointestinal Stromal Sarcoma*:ti,ab,kw OR GIST:ti,ab,kw OR subepithelial tumo*:ti,ab,kw	495
#02	therap*:ti,ab,kw OR treatment*:ti,ab,kw OR rfa*:ti,ab,kw OR radiofrequency ablation*:ti,ab,kw	662,528
#03	(liver neoplasm*:ti,ab,kw OR liver cancer*:ti,ab,kw OR heptaic neoplasm*:ti,ab,kw OR hepatic cancer*:ti,ab,kw OR Hepatocellular Cancer*:ti,ab,kw) AND (metasta*:ti,ab,kw OR secondar*:ti,ab,kw)	3,820
#04	#1 and #2 and #3	30
#05	#4 CDSR	7
#06	#4 CCRCT	23

内科 11（CQ）　スニチニブおよびレゴラフェニブの標準用法用量の不耐 GIST に対して，スニチニブおよびレゴラフェニブの投与スケジュールの変更は推奨されるか

PubMed 検索日：2018 年 4 月 1 日（日）

Search No	Search Strategy	Result
#01	"Gastrointestinal Stromal Tumors" [MH]	9,450

#02	Gastrointestinal Stromal Neoplasm* [TIAB] OR Gastrointestinal Stromal Tumo* [TIAB] OR Gastrointestinal Stromal Sarcoma* [TIAB] OR GIST [TIAB] OR GISTs [TIAB] OR subepithelial tumo* [TIAB]	709
#03	"sunitinib" [Supplementary Concept] OR sunitinib [TW]	5,162
#04	"regorafenib" [Supplementary Concept] OR regorafenib [TW]	634
#05	(#1 OR #2) AND (#3 OR #4) AND schedule* [TIAB]	46
#06	#5 AND ("Cochrane Database Syst Rev" [TA] OR "Meta-Analysis" [PT] OR systematic [SB] OR "Guideline" [PT] OR "Guidelines as Topic" [MH] OR "Consensus" [MH] OR "Consensus Development Conferences as Topic" [MH] OR ((meta-analysis [TI] OR guideline* [TI] OR "systematic review" [TI] OR consensus [TI]) NOT Medline [SB]))	3
#07	#5 AND ("Randomized Controlled Trial" [PT] OR "Randomized Controlled Trials as Topic" [MH] OR (random* [TIAB] NOT medline [SB]))	5
#08	#5 AND ("Clinical Study" [PT] OR "Clinical Studies as Topic" [MH] OR ((clinical trial* [TIAB] OR clinical stud* [TIAB] OR case control* [TIAB] OR case comparison* [TIAB] OR observational stud* [TIAB]) NOT medline [SB]))	18
#09	#5 AND ("Epidemiologic Research Design" [MH] OR "Study Characteristics" [PT]OR "Epidemiologic Study Characteristics"[MH]OR "Diagnosis, Differential" [MH] OR "Diagnostic Errors" [MH] OR ((cohort* [TIAB] OR comparative stud* [TIAB] OR retrospective stud* [TIAB] OR prospective stud* [TIAB] OR longitudinal* [TIAB] OR control group* [TIAB]) NOT medline [SB]))	23
#10	(#7 OR #8 OR #9) NOT #6	22
#11	#5 NOT (#6 OR #10)	21

Cochrane Library　　検索日：2018年4月1日（日）

Search No	Search Strategy	Result
#01	Gastrointestinal Stromal Neoplasm*:ti,ab,kw OR Gastrointestinal Stromal Tumo*:ti,ab,kw OR Gastrointestinal Stromal Sarcoma*:ti,ab,kw OR GIST:ti,ab,kw OR subepithelial tumo*:ti,ab,kw	495
#02	sunitinib:ti,ab,kw	696
#03	regorafenib:ti,ab,kw	238
#04	schedule*:ti,ab,kw	52,481
#05	#1 and (#2 or #3) and #4	15
#06	#5 CDSR	0
#07	#5 CCRCT	15

内科12（CQ）　GIST治療におけるチロシンキナーゼ阻害薬の選択に遺伝子解析は有用か

PubMed　　検索日：2018年4月1日（日）

Search No	Search Strategy	Result
#01	"Gastrointestinal Stromal Tumors" [MH]	5,462
#02	Gastrointestinal Stromal Neoplasm* [TIAB] OR Gastrointestinal Stromal Tumo* [TIAB] OR Gastrointestinal Stromal Sarcoma* [TIAB] OR GIST [TIAB] OR GISTs [TIAB] OR subepithelial tumo* [TIAB]	9,450
#03	"Protein Kinase Inhibitors" [MH] OR "Protein Kinase Inhibitors" [PA] OR Tyrosine Kinase Inhibitor* [TIAB] OR TKI [TIAB]	100,939

#04	"Sequence Analysis" [MH] OR "genetics" [SH] OR gene analy* [TIAB] OR molecular analy* [TIAB]	3,105,422
#05	(#1 OR #2) AND #3 AND #4	778
#06	#5 AND ("Cochrane Database Syst Rev" [TA] OR "Meta-Analysis" [PT] OR systematic [SB] OR "Guideline" [PT] OR "Guidelines as Topic" [MH] OR "Consensus" [MH] OR "Consensus Development Conferences as Topic" [MH] OR ((meta-analysis [TI] OR guideline* [TI] OR "systematic review" [TI] OR consensus [TI]) NOT Medline [SB]))	36
#07	#5 AND ("Randomized Controlled Trial" [PT] OR "Randomized Controlled Trials as Topic" [MH] OR (random* [TIAB] NOT medline [SB]))	31
#08	#5 AND ("Clinical Study" [PT] OR "Clinical Studies as Topic" [MH] OR ((clinical trial* [TIAB] OR clinical stud* [TIAB] OR case control* [TIAB] OR case comparison* [TIAB] OR observational stud* [TIAB]) NOT medline [SB]))	100
#09	(#7 OR #8) NOT #6	95
#10	#5 AND ("Epidemiologic Research Design" [MH] OR "Study Characteristics" [PT]OR "Epidemiologic Study Characteristics"[MH]OR "Diagnosis, Differential" [MH] OR "Diagnostic Errors" [MH] OR ((cohort* [TIAB] OR comparative stud* [TIAB] OR retrospective stud* [TIAB] OR prospective stud* [TIAB] OR longitudinal* [TIAB] OR control group* [TIAB]) NOT medline [SB]))	312
#11	#10 NOT (#6 OR #9)	196

Cochrane Library　　検索日：2018年4月1日（日）

Search No	Search Strategy	Result
#01	Gastrointestinal Stromal Neoplasm*:ti,ab,kw OR Gastrointestinal Stromal Tumo*:ti,ab,kw OR Gastrointestinal Stromal Sarcoma*:ti,ab,kw OR GIST:ti,ab,kw OR sub-epithelial tumo*:ti,ab,kw	495
#02	Tyrosine Kinase Inhibitor*:ti,ab,kw OR TKI:ti,ab,kw OR Imatinib*:ti,ab,kw OR sunitinib*:ti,ab,kw OR regorafenib*:ti,ab,kw	3,439
#03	Sequence Analy*:ti,ab,kw OR gene analy*:ti,ab,kw OR molecular analy*:ti,ab,kw	30,430
#04	#1 and #2 and #3	42
#05	#4 CDSR	1
#06	#4 CCRCT	40

附録

2　各 Question の投票結果内訳

Question 情報						投票参加者						
							推奨決定会議参加者			事前投票者		
Question No.（分類）	Question	推奨	推奨の強さ*	エビデンスの強さ*	合意率	投票回	対象者	棄権（COI）	棄権（その他）	対象者	棄権（COI）	棄権（その他）
画像 1（BQ）	GIST が疑われる患者の確定診断に EUS-FNA は有用か	GIST が疑われる患者の確定診断に EUS-FNA を行うことを弱く推奨する	2	B	100%	初回	13	0	0	5	0	1
画像 2（BQ）	GIST 患者の病期診断や再発診断に CT，MRI は有用か	GIST 患者の病期診断や再発診断に CT，MRI を行うことを強く推奨する	1	B	82.4%	初回	13	0	0	5	0	1
画像 3（BQ）	GIST 患者の病期診断や再発診断に FDG-PET/CT は有用か	GIST 患者の病期診断や再発診断に FDG-PET/CT を行うことを弱く推奨する	2	C	94.1%	初回	13	0	0	5	0	1
画像 4（CQ）	GIST に対する薬物療法の治療効果判定に FDG-PET/CT の追加は有用か	GIST に対する薬物療法の治療効果判定に FDG-PET/CT を追加することを弱く推奨する	2	C	100%	初回	13	0	0	5	0	1
病理 1（BQ）	GIST の鑑別には HE 染色での形態診断と KIT 免疫染色は有用か	GIST の鑑別には HE 染色での形態診断と KIT 免疫染色を行うことを強く推奨する	1	C	100%	初回	13	0	0	5	0	1
病理 2（BQ）	GIST の鑑別診断に KIT 以外の免疫染色は有用か	GIST の鑑別診断に KIT 以外の免疫染色も併用することを強く推奨する	1	C	88.2%	初回	13	0	0	5	0	1
病理 3（BQ）	免疫染色で KIT 陰性または弱陽性の GIST の診断に遺伝子解析は有用か	免疫染色で KIT 陰性または弱陽性の GIST の診断に遺伝子解析を行うことを弱く推奨する	2	C	100%	初回	13	0	0	5	0	1
						2 回目	13	0	1	0	0	0
病理 4（BQ）	GIST は臓器別に頻度や悪性度に違いはあるか	GIST は臓器別に発生頻度や悪性度に違いが見られる	—	—	100%	初回	13	0	0	5	0	1
病理 5（BQ）	GIST の悪性度評価に再発リスク分類は有用か	GIST の悪性度評価に再発リスク分類を行うことを強く推奨する	1	C	88.2%	初回	13	0	0	5	0	1
病理 6（BQ）	GIST の悪性度（再発リスク）評価に生検は有用か	GIST の悪性度（再発リスク）評価は生検標本では行わないことを弱く推奨する	2	C	87.5%	初回	13	0	0	5	0	2
病理 7（BQ）	GIST において KIT 免疫染色と *c-kit* 遺伝子変異とは関係があるか	GIST において KIT 免疫染色と *c-kit* 遺伝子変異とは明白な関係はない	—	—	100%	初回	13	0	0	5	0	1
病理 8（BQ）	イマチニブ一次耐性 GIST における遺伝子解析は有用か	イマチニブ一次耐性 GIST において遺伝子解析を行うことを弱く推奨する	2	D	94.1%	初回	13	0	0	5	0	1
病理 9（BQ）	*c-kit*・*PDGFRA* 遺伝子以外の異常により発生する GIST はあるか	*c-kit*・*PDGFRA* 遺伝子以外の異常により発生する GIST がある	—	—	100%	初回	13	0	0	5	0	1
病理 10（BQ）	GIST が多発する病態はあるか	GIST が多発する病態がある	—	—	100%	初回	13	0	0	5	0	1

*推奨の強さ・エビデンスの強さは，4 ページの表 3 を参照。特定の診療行為の推奨を意味しない場合は，「—」としている。
**特定の診療行為を推奨する内容ではない Question については，推奨の承認可否に関する投票を行った。

投票総数	行うことを強く推奨する or 承認する**			行うことを弱く推奨する or 承認しない**			推奨なし			行わないことを弱く推奨する			行わないことを強く推奨する		
	当日	事前	合計（割合）	当日	事前	合計（割合）	当日	事前	合計（割合）	当日	事前	合計（割合）	当日	事前	合計（割合）
17	0	0	0（0%）	13	4	17（100%）	0	0	0（0%）	0	0	0（0%）	0	0	0（0%）
17	13	1	14（82.4%）	0	3	3（17.6%）	0	0	0（0%）	0	0	0（0%）	0	0	0（0%）
17	0	0	0（0%）	13	3	16（94.1%）	0	0	0（0%）	0	1	1（5.9%）	0	0	0（0%）
17	0	0	0（0%）	13	4	17（100%）	0	0	0（0%）	0	0	0（0%）	0	0	0（0%）
17	13	4	17（100%）	0	0	0（0%）	0	0	0（0%）	0	0	0（0%）	0	0	0（0%）
17	12	3	15（88.2%）	1	1	2（11.8%）	0	0	0（0%）	0	0	0（0%）	0	0	0（0%）
17	1	3	4（23.5%）	12	1	13（76.5%）	0	0	0（0%）	0	0	0（0%）	0	0	0（0%）
12	0	0	0（0%）	12	0	12（100%）	0	0	0（0%）	0	0	0（0%）	0	0	0（0%）
17	13	4	17（100%）	0	0	0（0%）	0	0	0（0%）						
17	12	3	15（88.2%）	1	1	2（11.8%）	0	0	0（0%）	0	0	0（0%）	0	0	0（0%）
16	0	1	1（6.3%）	0	0	0（0%）	0	0	0（0%）	12	2	14（87.5%）	1	0	1（6.3%）
17	13	4	17（100%）	0	0	0（0%）	0	0	0（0%）						
17	0	1	1（5.9%）	13	3	16（94.1%）	0	0	0（0%）	0	0	0（0%）	0	0	0（0%）
17	13	4	17（100%）	0	0	0（0%）	0	0	0（0%）						
17	13	4	17（100%）	0	0	0（0%）	0	0	0（0%）						

Question 情報						投票参加者						
							推奨決定会議参加者			事前投票者		
Question No.(分類)	Question	推奨	推奨の強さ*	エビデンスの強さ*	合意率	投票回	対象者	棄権(COI)	棄権(その他)	対象者	棄権(COI)	棄権(その他)
外科 1 (CQ)	2 cm 未満の胃 GIST に対して，外科切除は推奨されるか	2 cm 未満の胃 GIST に対して，外科切除を行うことを弱く推奨する	2	D	91.7%	初回	13	0	1	5	0	1
						2 回目	13	0	1	0	0	0
外科 2 (CQ)	2 cm 以上，5 cm 未満の粘膜下腫瘍に対して，外科切除は推奨されるか	2 cm 以上，5 cm 未満の GIST あるいは GIST を含む悪性腫瘍を強く疑う粘膜下腫瘍に対して，外科切除を行うことを強く推奨する	1	C	100%	初回	13	0	0	5	0	1
外科 3 (CQ)	5 cm 以上の粘膜下腫瘍に対して，腹腔鏡下手術は推奨されるか	5 cm 以上の粘膜下腫瘍に対して，腹腔鏡下手術を行うことを弱く推奨する	2	D	100%	初回	13	0	0	5	0	1
外科 4 (BQ)	外科切除が適応となる GIST に対して，臓器機能温存手術は推奨されるか	外科切除が適応となる GIST に対して，臓器機能温存手術を行うことを強く推奨する	1	D	100%	初回	13	0	0	5	0	1
外科 5 (CQ)	大きな GIST や，不完全切除の可能性が高いと判断される GIST に対して，イマチニブによる術前補助療法は有用か	腫瘍径が 10 cm 以上のような大きな GIST や，不完全切除の可能性が高いと判断される GIST に対して，イマチニブによる術前補助療法を行うことを弱く推奨する	2	C	100%	初回	13	0	0	5	1	1
外科 6 (CQ)	術前もしくは術中に腫瘍破裂が確認された GIST に対して，イマチニブによる術後補助療法は有用か	術前もしくは術中に腫瘍破裂が確認された GIST に対して，イマチニブによる術後補助療法を行うことを強く推奨する	1	B	100%	初回	13	0	0	5	0	1
外科 7 (BQ)	完全切除後の GIST に対して，定期フォローは有用か	完全切除後の GIST に対して，定期フォローを行うことを弱く推奨する	2	D	94.1%	初回	13	0	0	5	0	1
外科 8 (CQ)	転移性 GIST に対して，初回治療としての外科切除は有用か	転移性 GIST に対して，初回治療としての外科切除を行わないことを弱く推奨する	2	D	94.1%	初回	13	0	0	5	0	1
外科 9 (CQ)	イマチニブ奏効中の転移・再発 GIST に対して，外科切除は有用か	イマチニブ奏効中の転移・再発 GIST に対して，外科切除を行わないことを弱く推奨する	2	D	94.1%	初回	13	0	0	5	0	1
外科 10 (CQ)	薬剤耐性の転移・再発 GIST に対して，外科切除は有用か	薬剤耐性の転移・再発 GIST に対して，外科切除を行わないことを弱く推奨する	2	D	100%	初回	13	0	0	5	0	1
内科 1 (CQ)	標準用量開始が可能な転移・再発 GIST に対して，イマチニブの標準用量開始と比べて低用量開始は有用か	標準用量開始が可能な転移・再発 GIST に対して，イマチニブの低用量開始を行わないことを強く推奨する	1	D	92.9%	初回	13	0	0	5	0	1
						2 回目	14	0	0	0	0	0
内科 2 (BQ)	転移・再発 GIST に対して，チロシンキナーゼ阻害薬が有効性を示した場合，治療中断は有用か	転移・再発 GIST に対して，チロシンキナーゼ阻害薬が有効性を示した場合，治療中断を行わないことを弱く推奨する	2	C	88.2%	初回	13	0	0	5	0	1

	行うことを強く推奨する or 承認する**			行うことを弱く推奨する or 承認しない**			推奨なし			行わないことを弱く推奨する			行わないことを強く推奨する		
投票総数	当日	事前	合計（割合）	当日	事前	合計（割合）	当日	事前	合計（割合）	当日	事前	合計（割合）	当日	事前	合計（割合）
16	0	0	0（0%）	9	0	9（56.3%）	0	0	0（0%）	2	4	6（37.5%）	1	0	1（6.3%）
12	0	0	0（0%）	11	0	11（91.7%）	1	0	1（8.3%）	0	0	0（0%）	0	0	0（0%）
17	13	4	17（100%）	0	0	0（0%）	0	0	0（0%）	0	0	0（0%）	0	0	0（0%）
17	0	0	0（0%）	13	4	17（100%）	0	0	0（0%）	0	0	0（0%）	0	0	0（0%）
17	13	4	17（100%）	0	0	0（0%）	0	0	0（0%）	0	0	0（0%）	0	0	0（0%）
16	0	0	0（0%）	13	3	16（100%）	0	0	0（0%）	0	0	0（0%）	0	0	0（0%）
17	13	4	17（100%）	0	0	0（0%）	0	0	0（0%）	0	0	0（0%）	0	0	0（0%）
17	1	0	1（5.9%）	12	4	16（94.1%）	0	0	0（0%）	0	0	0（0%）	0	0	0（0%）
17	0	0	0（0%）	1	0	1（5.9%）	0	0	0（0%）	12	4	16（94.1%）	0	0	0（0%）
17	0	0	0（0%）	1	0	1（5.9%）	0	0	0（0%）	12	4	16（94.1%）	0	0	0（0%）
17	0	0	0（0%）	0	0	0（0%）	0	0	0（0%）	13	4	17（100%）	0	0	0（0%）
17	0	0	0（0%）	0	0	0（0%）	0	0	0（0%）	1	3	4（23.5%）	12	1	13（76.5%）
14	0	0	0（0%）	0	0	0（0%）	0	0	0（0%）	1	0	1（7.1%）	13	0	13（92.9%）
17	0	0	0（0%）	0	0	0（0%）	0	0	0（0%）	11	4	15（88.2%）	2	0	2（11.8%）

附録

Question情報						投票参加者						
Question No.(分類)	Question	推奨	推奨の強さ*	エビデンスの強さ*	合意率	投票回	推奨決定会議参加者			事前投票者		
							対象者	棄権(COI)	棄権(その他)	対象者	棄権(COI)	棄権(その他)
内科3(CQ)	転移・再発GISTに対して，イマチニブの血中濃度測定は有用か	転移・再発GISTに対して，イマチニブの血中濃度測定を行うことを弱く推奨する	2	D	87.5%	初回	13	0	1	5	0	1
内科4(CQ)	イマチニブ400 mg/日投与中に増悪した転移・再発GISTに対して，投与量増加は有用か	イマチニブ400 mg/日投与中に増悪した転移・再発GISTに対して，投与量増加を行わないことを弱く推奨する	2	D	94.1%	初回	13	0	0	5	0	1
内科5-1(BQ)	再発高リスクまたは腫瘍破裂GISTに対して，完全切除後3年間のイマチニブによる術後補助療法は有用か	再発高リスクまたは腫瘍破裂GISTに対して，完全切除後3年間のイマチニブによる術後補助療法を行うことを強く推奨する	1	B	100%	初回	13	0	0	5	0	1
内科5-2(CQ)	再発高リスクまたは腫瘍破裂GISTに対して，完全切除後3年間を超えるイマチニブによる術後補助療法は有用か	推奨なし	Not Graded	D	合意形成なし	初回	13	0	1	5	0	1
						2回目	14	0	0	0	0	0
内科6(BQ)	イマチニブ不耐・不応の転移・再発GISTに対して，スニチニブは有用か	イマチニブ不耐・不応の転移・再発GISTに対して，スニチニブの使用を強く推奨する	1	B	100%	初回	13	0	0	5	0	1
内科7(BQ)	スニチニブ不耐・不応の転移・再発GISTに対して，レゴラフェニブは有用か	スニチニブ不耐・不応の転移・再発GISTに対して，レゴラフェニブの使用を強く推奨する	1	B	100%	初回	13	0	0	5	0	1
内科8(CQ)	レゴラフェニブ不耐・不応の転移・再発GISTに対して，イマチニブまたはスニチニブの再投与は有用か	レゴラフェニブ不耐・不応の転移・再発GISTに対して，イマチニブまたはスニチニブの再投与を行うことを弱く推奨する	2	D	94.1%	初回	13	0	0	5	0	1
内科9(CQ)	転移・再発GISTに対して，放射線治療は有用か	転移・再発GISTに対して，放射線治療を行わないことを弱く推奨する	2	D	94.1%	初回	13	0	0	5	0	1
内科10(CQ)	GISTの肝転移に対して，外科切除以外の局所療法は有用か	薬剤耐性のGISTの肝転移に対して，外科切除以外の局所療法を行うことを弱く推奨する	2	D	100%	初回	13	0	0	5	0	1
内科11(CQ)	スニチニブおよびレゴラフェニブの標準用法用量の不耐GISTに対して，スニチニブおよびレゴラフェニブの投与スケジュールの変更は推奨されるか	スニチニブおよびレゴラフェニブの標準用法用量の不耐GISTに対して，スニチニブおよびレゴラフェニブの投与スケジュールの変更を行うことを弱く推奨する	2	D	94.1%	初回	13	0	0	5	0	1
内科12(CQ)	GIST治療におけるチロシンキナーゼ阻害薬の選択に遺伝子解析は有用か	GIST治療におけるチロシンキナーゼ阻害薬の選択に遺伝子解析を行わないことを弱く推奨する	2	D	88.2%	初回	13	0	0	5	0	1

	行うことを強く推奨する or 承認する**			行うことを弱く推奨する or 承認しない**			推奨なし			行わないことを弱く推奨する			行わないことを強く推奨する		
投票総数	当日	事前	合計（割合）	当日	事前	合計（割合）	当日	事前	合計（割合）	当日	事前	合計（割合）	当日	事前	合計（割合）
16	0	0	0（0%）	10	4	14（87.5%）	0	0	0（0%）	2	0	2（12.5%）	0	0	0（0%）
17	0	0	0（0%）	0	0	0（0%）	0	1	1（5.9%）	13	3	16（94.1%）	0	0	0（0%）
17	13	4	17（100%）	0	0	0（0%）	0	0	0（0%）	0	0	0（0%）	0	0	0（0%）
16	0	0	0（0%）	8	4	12（75%）	1	0	1（6.3%）	3	0	3（18.8%）	0	0	0（0%）
14	0	0	0（0%）	8	0	8（57.1%）	1	0	1（7.1%）	5	0	5（35.7%）	0	0	0（0%）
17	13	4	17（100%）	0	0	0（0%）	0	0	0（0%）	0	0	0（0%）	0	0	0（0%）
17	13	4	17（100%）	0	0	0（0%）	0	0	0（0%）	0	0	0（0%）	0	0	0（0%）
17	0	0	0（0%）	12	4	16（94.1%）	0	0	0（0%）	1	0	1（5.9%）	0	0	0（0%）
17	0	0	0（0%）	0	0	0（0%）	0	1	1（5.9%）	13	3	16（94.1%）	0	0	0（0%）
17	0	0	0（0%）	13	4	17（100%）	0	0	0（0%）	0	0	0（0%）	0	0	0（0%）
17	0	0	0（0%）	13	3	16（94.1%）	0	0	0（0%）	0	1	1（5.9%）	0	0	0（0%）
17	0	0	0（0%）	1	1	2（11.8%）	0	0	0（0%）	12	3	15（88.2%）	0	0	0（0%）

3 外部評価

本ガイドラインは草案段階で，GIST 診療ガイドライン評価ワーキンググループによる外部評価（以下，ワーキンググループ評価），日本癌治療学会会員を対象としたパブリックコメント（以下，パブリックコメント），がん診療ガイドライン評価委員会による AGREE II 評価（以下，AGREE II 評価）を受けた。

また，AGREE II 評価においては，施設間格差や医療経済的観点などに関する多くの示唆に富むコメントをいただき，今後のガイドライン改訂に活かすことが確認された。以下に，外部評価に対する具体的な対応を示す。誤字・脱字等の指摘には適宜対応した。

1 外部評価対応

(1) 本ガイドラインの概要

・AGREE II 評価にて診療ガイドラインの最終目的に関するコメントを受け，本ガイドラインの目的に，適切な医療の実践を通した患者の予後の改善であることを明確に記載した。

(2) アルゴリズム

・アルゴリズム 1 について，パブリックコメントにて，食道，胃，十二指腸，空腸，回腸，大腸で消化管の粘膜下腫瘍の組織型の頻度が異なっている等の理由で，部位によるアルゴリズムが必要ではないかとの指摘を受けたが，それぞれの部位における粘膜下腫瘍の取り扱いに関するデータが少ないことから，部位別のアルゴリズムの作成は困難との結論に達した。

・アルゴリズム 4 について，パブリックコメントにて，2 cm 未満の胃粘膜下腫瘍の取り扱いで悪性所見（潰瘍形成，辺縁不正，増大）が無い場合の経過観察の方法が明示されていない等の指摘をいただき，経過観察の表記部分に「EUS を含む内視鏡で実施」との注釈をつけることとした。

(3) 画像診断領域

・ワーキンググループ評価において，画像 4（CQ）の，GIST の薬物療法における効果判定に際し，特に腹膜播種のリスクが高い症例では FDG-PET/CT を追加することが望ましいとの記載に対してエビデンスを示すようにとのコメントをいただき，4 つの文献を追加してわかりやすくすることとした。

(4) 病理診断領域

・ワーキンググループ評価で，病理 9（BQ）のイマチニブの効果が期待できないような遺伝子異常が判明している場合にはイマチニブによる術後補助療法は安易に行うべきではないとの記載に関して，術前補助療法にも同様のことが言えるのではないかとのコメントをいただき，「術前・術後補助療法」という記載に変更した。

(5) 外科治療領域

・外科 7（CQ）に関するパブリックコメントとして，完全切除後の晩期再発を起こす GIST の存在に関して，その臨床的特徴や術後の観察期間についての記載が必要なのではないかとの意見をいただいたが，そのようなGISTを特定できるデータがないことから，次回以降の検討課題とすることとなった。

・ワーキンググループ評価にて，外科総論および外科5（CQ）の推奨文に記載されている術前補助療法の適応症例に関し，10 cm以上のGISTであれば胃だけでなく小腸でも適応されるのか，とのコメントをいただき，胃以外での術前補助療法の有効性のエビデンスが乏しいことから，解説文中に「ただし，胃以外のGISTに関してはエビデンスが乏しく，胃GISTのエビデンスを適応できるかどうかは不明である。」との記載を加えた。

(6) 内科治療領域

・内科5-2（CQ）に対するパブリックコメントおよびワーキンググループ評価として，再発高リスクまたは腫瘍破裂GISTに対するlife longでのイマチニブ投与の方向性を記載すべきではないかとの指摘があったが，それによる有効性に関してのエビデンスの乏しさから，積極的な記載はしないこととした。

・内科総論および内科6（BQ）に対するワーキンググループ評価として，次世代シークエンシング（NGS）による遺伝子診断の適応等に関する記載についてのコメントをいただき，標準治療に不耐・不応あるいは*c-kit*遺伝子変異や*PDGFRA*遺伝子変異を有しない場合には分析学的妥当性が確立されたNGS検査等により，包括的なゲノムプロファイルを取得することが選択肢となることを追加記載することとなった。

・内科12（CQ）の推奨文に関するワーキンググループ評価として，より明確でわかり易い表現にすべきではないかとのコメントをいただいたが，議論の上，現状の記載は推奨文の書式に則っているものと判断され，変更はしないこととなった。

(7) ガイドライン全般

・パブリックコメントとして，「術前補助療法」および「術後補助療法」の用語に関して，「術前療法」・「術後療法」とするのが妥当ではないかとの指摘があったが，他のガイドラインにおける状況等を鑑み，現状ではそのように変更すべきとまでは言えないとの結論となった。

・AGREE II評価において，各個人のCOIの公表に関する提言があり，WEB版に掲載する方向となった。

・パブリックコメントとして，CQ・BQの「～は有用か」や「～は推奨されるか」の表現はどちらかに統一する方がよいのではないかとのコメントをいただいたが，既にその点に関しては議論を尽くしたうえでの文言となっていることから，変更はしない方針となった。

2 がん診療ガイドライン評価委員会によるAGREE II評価結果

	項目	評価	コメント
DOMAIN 1. SCOPE AND PURPOSE			
1	The overall objective(s) of the guideline is (are) specifically described.	6	項目立てて記載されていて，大変結構です。しかし診療ガイドラインの最終目的は，患者アウトカムの改善ではないかと存じます。診療方針を示した先にある，患者の予後を改善することにまで言及されると，さらに良いかと思います。

2	The health question(s) covered by the guideline is (are) specifically described.	6	CQとBQを使い分け，工夫されているのは，大変結構と思います。 一方でBQの位置づけについては，今一度，ご検討をお願いしたいと存じます。BQは，ほとんどの臨床家が実施している常識，基本的で不変的，これ以上エビデンスが出ない，といった内容が該当すると存じます。BQにされた場合，エビデンスの強さは諸々あると思いますが，常識と位置づけられている内容ならば，推奨の強さは「1（強い）」と判断されるべきではないでしょうか。推奨の強さが「2（弱い）」と判断されるのであれば，BQではなくCQとするべき内容ではないかと存じます。 CQについては，さらにPICO形式を意識して書いていただければと存じます。
3	The population (patients, public, etc.) to whom the guideline is meant to apply is specifically described.	7	良く記載されていて結構と思います。
DOMAIN 2. STAKEHOLDER INVOLVEMENT			
4	The guideline development group includes individuals from all relevant professional groups.	7	作成委員には，幅広い分野の専門家が揃っていて，結構と存じます。緩和ケアの専門家にもメンバーに入っていただくと，より良いと思います。
5	The views and preferences of the target population (patients, public, etc.) have been sought.	5	前版と比べ，患者の視点や意向についての記載が増えているのは，結構と存じます。こうした記載を増やしていただけると，さらに良いでしょう。
6	The target users of the guideline are clearly defined.	6	
DOMAIN 3. RIGOUR OF DEVELOPMENT			
7	Systematic methods were used to search for evidence.	7	
8	The criteria for selecting the evidence are clearly described.	6	エビデンスの選択の過程について，さらに詳細な記載をお願いします。
9	The strengths and limitations of the body of evidence are clearly described.	5	エビデンス総体の評価を意識した記載がみられることは，結構と存じます。バイアスリスクや非直接性については評価されていますが，それ以外のlimitationについての記載も充実させると，さらに良いと思われます。
10	The methods for formulating the recommendations are clearly described.	7	
11	The health benefits, side effects, and risks have been considered in formulating the recommendations.	6	前版と比較して，記載は増えています。CQごとに，リスクや副作用などへの言及を増やされると，さらに良いと思います。
12	There is an explicit link between the recommendations and the supporting evidence.	6	前版と比較して，かなり改善されています。一方で，エビデンス総体の評価と推奨の関係が，不明瞭となっているCQもみられます。
13	The guideline has been externally reviewed by experts prior to its publication.	6	本委員会の評価，学会内での評価，パブリックコメント等が該当すると思います。外部評価の結果，およびそれらがどのようにガイドラインに反映されたかを，追記いただければ幸いです。

14	A procedure for updating the guideline is provided.	7	
DOMAIN 4. CLARITY OF PRESENTATION			
15	The recommendations are specific and unambiguous.	7	
16	The different options for management of the condition or health issue are clearly presented.	6	代替案が出しにくい分野であり，エビデンスも限られていると思いますが，さらに記載を増やす努力をお願いします。
17	Key recommendations are easily identifiable.	7	CQ・推奨一覧があり，わかりやすいと思います。目次にも，CQ 番号だけでなく，CQ 文も記載いただくと良いと思います。
DOMAIN 5. APPLICABILITY			
18	The guideline describes facilitators and barriers to its application.	5	希少がんであり，検査や治療が可能な施設は限られるのではないでしょうか。施設間格差についても，ご検討，ご記載をお願いいたします。
19	The guideline provides advice and/or tools on how the recommendations can be put into practice.	6	アルゴリズム，CQ・推奨一覧があります。Web 版公開，英語版作成も予定されています。様々なツールを積極的にご活用いただくと，さらに良いでしょう。
20	The potential resource implications of applying the recommendations have been considered.	5	放射線診断領域では，医療経済的観点から過度な検査は避けるべきとの記載や，専門施設への紹介について言及されていて，結構と存じます。他の領域でも，コストやリソース面への記載を，さらに充実させてください。
21	The guideline presents monitoring and/or auditing criteria.	4	Quality indicator など診療プロセスのモニタリングに必要な項目があれば，次回改訂に際し対応してください。
DOMAIN 6. EDITORIAL INDEPENDENCE			
22	The views of the funding body have not influenced the content of the guideline.	7	
23	Competing interests of guideline development group members have been recorded and addressed.	6	COI によって投票を棄権した委員に関する記載があり，素晴らしいと思います。各個人の COI についても，Web 上で適切に公表されることを期待します。
OVERALL GUIDELINE ASSESSMENT			
1	Rate the overall quality of this guideline.	6	
2	I would recommend this guideline for use.	yes with modifications	
Notes	前版と比べてかなり改善され，素晴らしいガイドラインになっていると思います。上記に記載されたコメントについて，次版でご検討いただければ，さらに良くなると存じます。 ①BQ の位置づけ，取り扱い，CQ との違いについて ②エビデンス総体の評価についての統一性や lmitation に関する記載の充実 ③リソースやコストに関する記載の充実 ④患者の視点・意向に関する記載の充実 ⑤施設間格差についての検討 ⑥SR 結果の公開：いくつかの CQ については，システマティックレビュー（SR）が行われ，フォレストプロット等の図も書かれていらっしゃると伺っています。それらの結果についても公開されると，利用者にとってさらに有用になると思います。HP 上ででも結構ですので，ご検討いただければ幸いです。		

（評価日：2021 年 10 月 4 日）

附録

索　引

和文

欧文

GIST診療ガイドライン 2022年4月改訂 第4版

2008年3月31日　第1版発行
2008年11月15日　第2版発行
2010年11月30日　第2版補訂版発行
2014年4月20日　第3版発行
2022年4月30日　第4版第1刷発行
2023年6月5日　　　　第2刷発行

編　集　一般社団法人 日本癌治療学会

発行者　福村　直樹

発行所　金原出版株式会社

〒113-0034 東京都文京区湯島 2-31-14
電話　編集　(03)3811-7162
　　　営業　(03)3811-7184
FAX　　　　(03)3813-0288
振替口座　00120-4-151494
http://www.kanehara-shuppan.co.jp/

ISBN 978-4-307-20446-0

印刷・製本／三報社印刷㈱